大橋由香

ストウブで
糖質オフ

PARCO出版

はじめに

ダイエットの基本、食事9割運動1割ともいいますが、私の場合、元々運動は
していたのになかなか痩せない……。その分食べていたのですよね。食の仕事
をしている私にとって、「食事制限なんてできるはずがない」と思いながらも、
野菜たっぷり、健康に気をつかった食事を自分なりにしているつもりでしたが、
代謝が下がっていたのでしょう。2年で9キロほど増えてしまいました。

しかし、2019年5月。「糖質オフをして18キロ痩せた！」というお客様と「8キ
ロ痩せた！」という友人に2日連続で出会い、ダイエットの神が降りてきました。
自己流で糖質オフをはじめ、体重も1か月でスルスルと2キロ落ち、楽しくなっ
てきました。振り返ってみると、今までどれだけ糖質を摂っていたんだろう！と
いうくらい、甘いものや糖質の高い食べ物を食べていたことに気づいたのです。

「糖質オフ」という入り口から入ったものの、お腹の調子が悪くなり悩んでいた
ところ、栄養士の藤原たか子さんに出会いました。藤原さんに食事内容を毎食
チェックしてもらい、自分の食べ癖を知ることでまた少しずつ体重が落ちていっ
たのです。それにつれて、お腹の調子もよくなっていきました。藤原さんのダ
イエット法は「個々人で食べる量、食べるものや消費エネルギー、体質も違う。
それぞれに合ったダイエット法がある」というもの。

たとえば、白米をたっぷり食べていた人が糖質オフをすれば、すぐに体重を落
とすことができるでしょう。今から気をつけて、いつまでも美味しいものを食

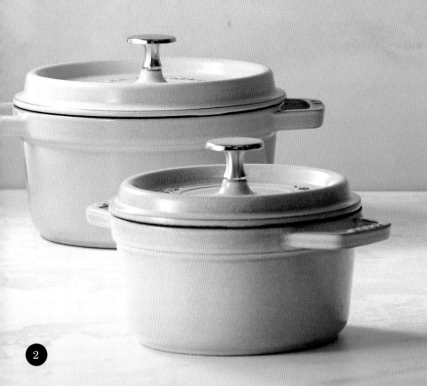

べられるようにしていけば、健康的に暮らしていけますよね。「食事の内容を見直し、一生続けられる健康的な"食事の癖"をつけていきましょう！」と。

ちまたの糖質オフに関する情報は「糖質をなるべく摂らない。たんぱく質はいくらでも摂ってよい。脂質も積極的に摂る」という極端なものが多く、それがはたして自分に合っているのか？ というのは難しいところです。

ダイエットというと、パサパサしたささみやきゅうりをずっと食べるというイメージがある方も少なくないと思いますが、本書では「毎食、さまざまな食材をバランスよく食べて栄養をしっかりと摂る」という食生活を推奨しています。

また、「ストウブ鍋」を使うと、手軽にうまみが凝縮した料理を作ることができ、脂肪分の少ない肉や魚もとてもジューシーに美味しくしてくれます。すぐに食べられるように、肉や魚、野菜を調理して「作り置き」しておくことで挫折が少なくなると思います。

ダイエットをしたい人、健康的に食事を改善したい人、ご家族の健康を守りたい人のお役に立てますよう、この本を作りました。今日から実践できる内容ですので、気軽に始めていただけたらと思います。

大橋由香

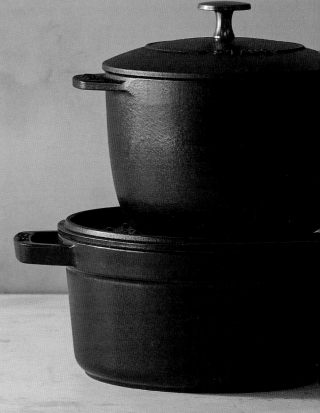

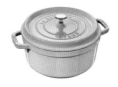

「ふっくらお肉の糖質オフメニューに感動！
これなら飽きずに続きそう」

栄養士　藤原たか子

ストウブレシピの第一人者、大橋さんが作った「糖質オフメニュー」を
一口食べた瞬間に実感しました。それは、豚肉のストウブ料理。天然
塩のみで味つけされた、シンプルなメニューでしたが、ジューシーな
食感、うまみが引き出され、これぞダイエッターが求めているものだ
とピンときました。

ダイエット中の食事で意外な落とし穴が「調味料」です。素材のうま
みが存分に発揮されたストウブ料理は、いつもより少ない調味料やシ
ンプルな味つけで、十分美味しさが堪能できます。

私は「自分の身体は食べたもので決まる、ヘルシー＆ビューティーは
食が基本」をモットーに女性の美と健康をサポートしてきました。今
の自分の身体は、食べてきたもので作られています。振り返ってみて
ください。余計なものを食べ過ぎている、逆に不足している栄養はあ
りませんか？「太るのは嫌だから食べない」ではなく「太らないため
に食べる」。意識を少し変えるだけで、身体も変わってきます。

藤原たか子
栄養士・食生活アドバイザー。T's FOOD LAB代表。
女性の美と健康をサポートするためのコラムやレシピを雑誌・WEBマガジンなど
に提供。美容食品、サプリメント、化粧品、食品の商品企画開発にも携わっている。

3つのメソッド

健康的な食べ方と1日に摂取する糖質量の目安です。
本書のレシピを取り入れながら、実践してみてください。

method 1

基本は3食きっちり食べる

〈朝食〉

朝食を食べることで交感神経のスイッチが入り、日中の代謝もアップ。1日24時間よりも少し長めの体内時計を毎日リセットするためにも朝食はマスト。体内時計のズレは、代謝低下につながるといわれています。とくに、たんぱく質をしっかり摂ることで、脂肪も効率よく燃焼されます。

〈昼食〉

ダイエット中、どうしても食べたいものがあったら昼の時間帯に。ストレスのもとになる我慢は禁物です。昼の食事にボリュームがある分、夕食は少し控えめになど1日の中での食事配分を意識してください。

〈夕食〉

空腹の時間が長く続いてしまうと、ドカ食いのもとに。もし、夕食の時間が遅くなってしまいそうなときに小腹が空いたら、低カロリー&低糖質のおやつや軽食などを食べておく手も。夜は活動量が少ないので、脂質や糖質を抑えた温かいものや野菜中心で消化の良いものがおすすめです。

method 2

1日の糖質量を意識する

毎食の主食の量を意識することから始めましょう。主食をすべて抜くのではなく、量を半分にする、夕食は控える、食物繊維が多い食材と一緒に摂るなど、無理なく続けられる方法で。糖質は1日あたりのトータルで70〜130g、1食あたり20〜40g、間食をするなら10gまで程度を目安に。お腹が空いたら我慢せず、栄養補給として間食をしても。

method 3

バランスよく食べる

朝・昼・夕食は「赤」のカテゴリから必ずひとつ、「黄」はオフすること（少なめ）を意識して食べてください。「緑」は種類を多くとることを心がけて。

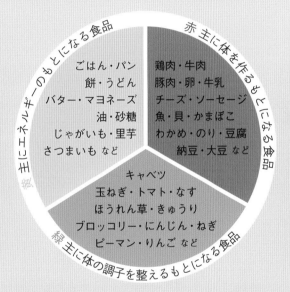

黄 主にエネルギーのもとになる食品
ごはん・パン
餅・うどん
バター・マヨネーズ
油・砂糖
じゃがいも・里芋
さつまいも など

赤 主に体を作るもとになる食品
鶏肉・牛肉
豚肉・卵・牛乳
チーズ・ソーセージ
魚・貝・かまぼこ
わかめ・のり・豆腐
納豆・大豆 など

緑 主に体の調子を整えるもとになる食品
キャベツ
玉ねぎ・トマト・なす
ほうれん草・きゅうり
ブロッコリー・にんじん・ねぎ
ピーマン・りんご など

〈アドバイス〉

食生活を振り返ることで「自分の食べ癖」がわかってきます。写真を撮る、メモを取るなどして食事や間食の内容をチェックしてみてください。意外と摂れていない、摂りすぎている栄養に気づくきっかけになります。私の場合、糖質オフといっても「糖質量を計算する」よりも、1日の摂取量を大まかに把握し、摂りすぎに注意しながら「写真を撮ってバランスよく食べる」ことを心がけていました。2020年1月現在、マイナス8キロを達成。リバウンドもせず、無理なく糖質オフ生活を継続しています。本書では、目安としてカロリー、糖質の量を表記していますが、細かく総量を計算する必要はありません。1日を通してバランスのとれた食事を心がけてください。

ストウブの特性を生かして

鋳物ホーロー鍋の「staub(ストウブ)」ならではの特徴をご紹介します。
食材本来のうまみを生かした調理が叶うのはストウブだからこそ！

火加減

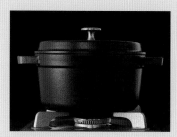 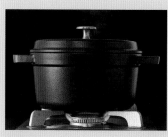 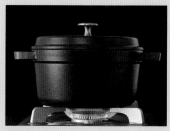

〈極弱火〉　　　　　　　〈弱火〉　　　　　　　〈中火〉

本書では、肉や魚をやわらかく、野菜は甘みを引き出すために、基本的に弱火～中火スタートで加熱します。
鍋がある程度温まってきたら極弱火にし、その後余熱で仕上げます。とくに脂肪分の少ない肉などはこのように加熱すると、とてもやわらかく仕上げることができます。

蒸気

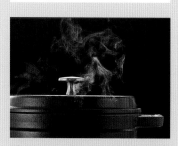

重さのある蓋により密閉性が高いのが特徴で「無水調理」を可能にしています。うまみを含んだ蒸気が鍋の中で循環するため、美味しさがギュッと凝縮されます。鍋の中の圧力がもっとも高まったとき、蓋の隙間から蒸気がうっすらと出てきます。

アロマ・レイン

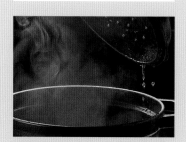

蓋の裏にある突起(ピコ)をつたって食材から出た水分が鍋の中に降り注ぎ、料理がしっとりと美味しく仕上がります。蓋を開けるときは、鍋の中に水分を注ぎ入れるようにしてください。雨のように水分が降り注ぐことから「アロマ・レイン」と呼ばれています。

塩

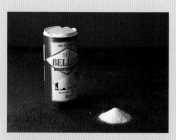

濃い味つけは、食べ過ぎ、飲み過ぎにつながりやすいので、ダイエット中は薄味を心がけてください。本書では素材のうまみを生かすため、また健康のために味つけはシンプルにしています。塩は海のミネラルが入った天然海塩を少量使っています。好みで増減してください。

本書で使用しているストウブ

調理には、「16cmと20cmのラウンド」の2種を使っており、
ごはん類を炊くときのみ「ラ・ココット de GOHAN Mサイズ」を使用しています。

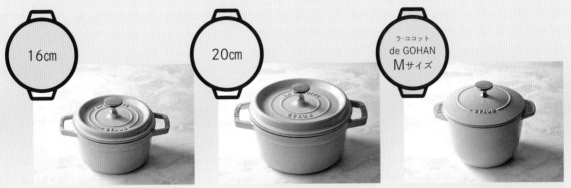

〈 16cmラウンド 〉　　　〈 20cmラウンド 〉　　　〈 ラ・ココット de GOHAN Mサイズ 〉

本書では2〜4人分の主菜や作り置きおかずを20cmのラウンド、1〜2人分や副菜などを16cmのラウンドを中心に作っています。20cmのラウンドを基準とし4cmの差をつけて揃えると便利ですが、16cmの材料の2倍が20cm（20cmの½の材料が16cm）に入りますので、どちらかをお持ちの方は、レシピを応用して作ってみてください。また、違うサイズで作る場合、18cmは20cmと同量、もしくは少し量を減らしてください。22cmは20cmの1.5倍、24cmは20cmの2倍の材料が目安です。オーバルを使う場合、23cmは20cmラウンドと同量、27cmは20cmラウンドの1.5〜2倍を目安に。大きい鍋のほうが蒸気が出るまでに時間がかかり、小さな鍋は比較的短時間で出てきます。調理時間は鍋の中の様子を見て加減してください。

ごはんは16cmの口径の「ラ・ココット de GOHAN」のMサイズで炊いていますが、20cmのラウンドでも同様に炊くことができます。その他のサイズについては上記同様の分量が目安ですが、オーバルは炊きムラが出ることもあります。ラ・ココット de GOHANはごはんがふっくらと炊けるので、ぜひ使ってほしい鍋のひとつ。玄米を炊く人はとくにラ・ココット de GOHANがおすすめです。Sサイズは1合がとても美味しく炊けます。

本書のきまり

糖質
0.0g
熱量
000kcal
〈1人分〉

・レシピごとに左のマーク内に糖質、熱量を表示しています。
・栄養計算は『日本食品標準成分表2015年版（七訂）』をもとに算出した目安量です。
・個体差や材料の収穫時期、メーカーの違いなどにより数値にバラつきがあります。
・ラカントは成分表記上糖質を含みますが、血糖値影響のない成分のため
　"糖質0"の計算となります。

○大さじ1は15mℓ、小さじ1は5mℓです。
○調理時間はおおよその目安です。調理する器具や環境によって異なりますので、様子を見ながら加減してください。
○保存期間は目安です。状態によって異なりますので、なるべく早く食べきるようにしてください。
○油は好みの食用油をお使いください。
○エキストラバージンオリーブ油は生食のもの、風味をプラスしたいレシピに使っていますが、
　オリーブ油は好みの種類をお使いください。

Contents

Part 2
副菜

Part 3
主食

Column
[スイーツ]

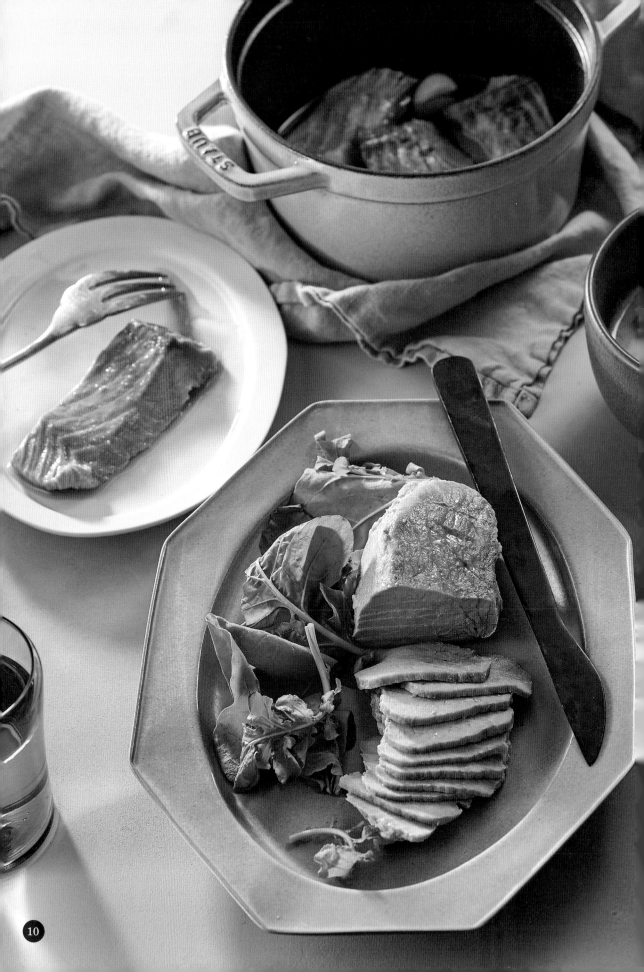

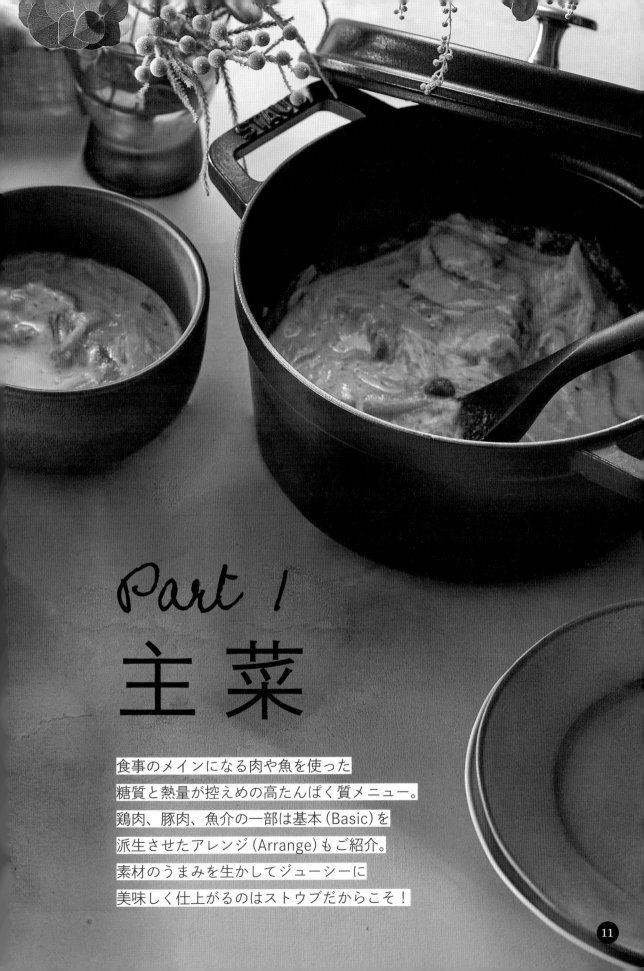

Part 1
主菜

食事のメインになる肉や魚を使った
糖質と熱量が控えめの高たんぱく質メニュー。
鶏肉、豚肉、魚介の一部は基本（Basic）を
派生させたアレンジ（Arrange）もご紹介。
素材のうまみを生かしてジューシーに
美味しく仕上がるのはストウブだからこそ！

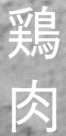

鶏肉

Basic
鶏ささみ蒸し

パサつきがちな鶏ささみが、
焼酎効果でしっとりと仕上がります。
糖質ゼロ、低脂質で高たんぱく質のささみを
ジューシーに美味しく。

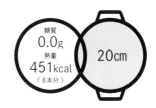

〈材料〉8本分

鶏ささみ･･･8本（400g）

焼酎･･･大さじ1

塩･･･小さじ½

〈作り方〉

1. 鍋に鶏ささみを並べ、両面に塩をふり、焼酎をふる [a]。

2. 蓋をして弱火で5分ほど加熱する。

3. 蓋を開け、ささみの色が白く変わっていたら [b]、上下を返し [c]、火を止めて余熱で火を通す。粗熱が取れたら、汁ごと保存袋または保存容器などに移し、冷蔵庫で冷やす。

memo

・鶏ささみの代わりに、鶏むね肉を細く切って同様に蒸してもよい。

・塩を入れず、焼酎の代わりに水を使えば、
　離乳食やペットのごはんにも使えます。

・酒は料理酒、日本酒でもよいですが、焼酎だと糖質が低め。

・日持ち：冷蔵庫で3〜4日

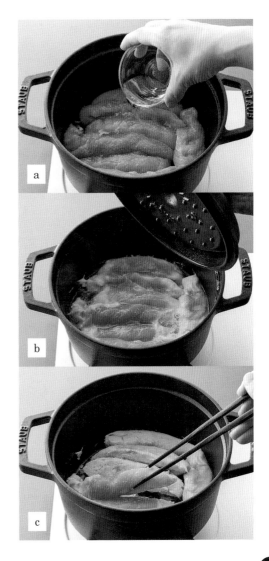

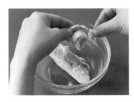

point

筋はあとから取ったほうが楽。
ほぐして使うときに、硬い部分
をのぞいてください。

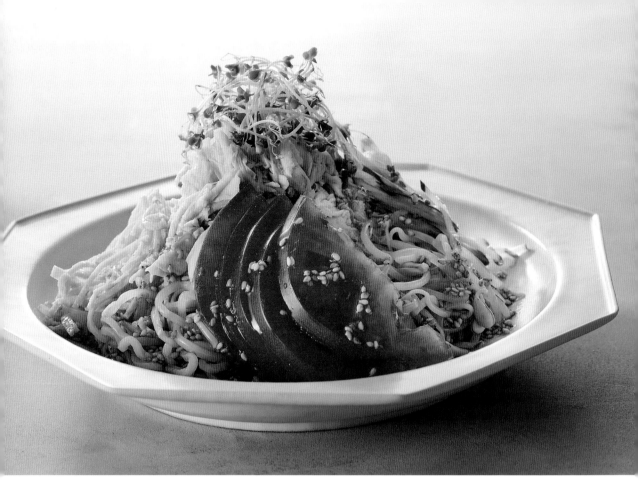

糖質
35.0g
熱量
426kcal
〈1人分〉

鶏ささみ蒸し *Arrange*

パワー冷やし中華

中華麺を半分にし、かさ増しした豆もやしでローカロリーに。
発芽野菜のスプラウトやトマトで栄養満点！

〈材料〉2人分

鶏ささみ蒸し（P12-13）･･･4本
中華麺･･･1人分（110g）
豆もやし･･･1パック（200g）
スプラウト･･･5g
トマト･･･½個（100g）
きゅうり･･･½本（50g）
薄焼き卵･･･卵1個分
A 鶏ささみ蒸しの汁
　　･･･大さじ1
　しょうゆ･･･大さじ2
　酢･･･大さじ2
　ごま油･･･小さじ2
　白ごま･･･小さじ2
　ラカント･･･小さじ1

〈作り方〉

1. 鶏ささみ蒸しはほぐし、Aは混ぜておく。
2. 中華麺は熱湯でゆで、冷水でぬめりを取り水気をきる。豆もやしは熱湯でゆで、粗熱を取る。スプラウトは根を落とす。トマトは半分に切り、5mmにスライスする。きゅうりは5cmの長さに千切りする。薄焼き卵は千切りにする。
3. 中華麺を器に盛り、鶏ささみ蒸し、2の具材をのせ、Aをかける。

memo
・スプラウトは野菜や豆などの種子を発芽させた発芽野菜。
　カロリーが低く、ビタミンやミネラルのほか、抗酸化作用のある栄養素が含まれています。
　本書ではそのまま使える根を落とさないタイプの
　「ブロッコリースーパースプラウト」を使用しています。
・ラカントは市販されている植物由来のカロリー0の甘味料です。
　ラカントを使った手作りのタレで糖質を控えています。

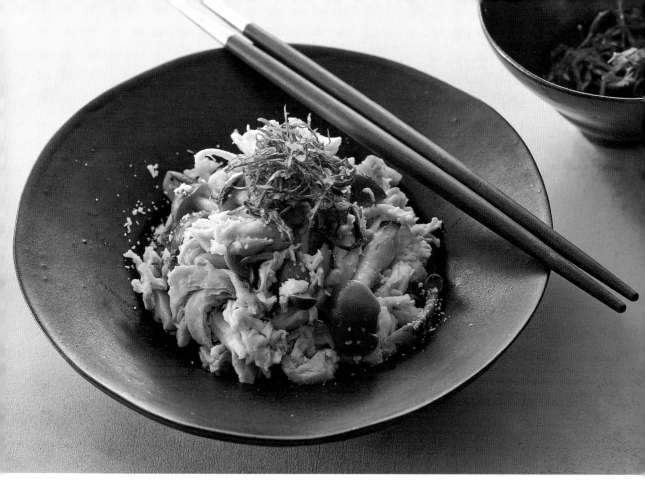

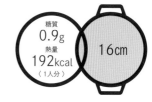

Arrange

ささみきのこチーズ

食物繊維が豊富なきのこをたっぷり使うことで
食後の急激な血糖値の上昇を抑えてくれます。

糖質 0.9g
熱量 192kcal
〈1人分〉

16cm

〈材料〉2人分

鶏ささみ蒸し（P12-13）・・・4本

しめじ・・・1パック（130g）

大葉・・・4枚

パルミジャーノレッジャーノ
　・・・5g

オリーブ油・・・大さじ1

塩・・・小さじ¼

〈作り方〉

1. 鶏ささみ蒸しはほぐす。しめじは石づきを取り、ほぐす。大葉は千切りにする。パルミジャーノレッジャーノはすりおろす。

2. 鍋にオリーブ油を入れて中火で熱し、しめじを入れ、塩をふり、ひと混ぜして蓋をする。

3. 蓋の隙間から蒸気が出たら蓋を開け、ささみをのせ、火を止め、蓋をして余熱で5分ほど置く。器に盛り、パルミジャーノレッジャーノをふって、大葉をのせる。

memo

・淡白なささみは、チーズと組み合わせてコクをアップ。

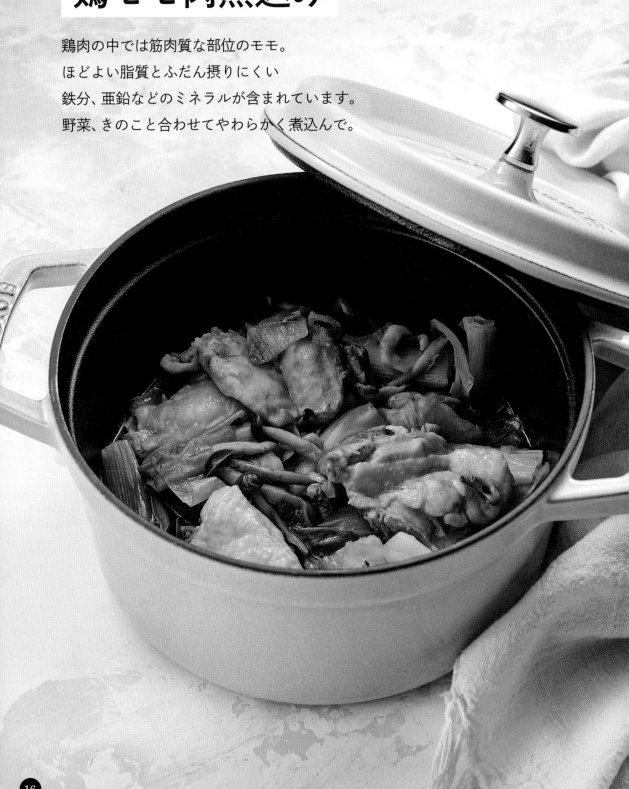

Basic
鶏モモ肉煮込み

鶏肉の中では筋肉質な部位のモモ。
ほどよい脂質とふだん摂りにくい
鉄分、亜鉛などのミネラルが含まれています。
野菜、きのこと合わせてやわらかく煮込んで。

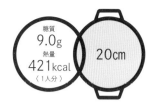

糖質
9.0g
熱量
421kcal
〈1人分〉

20cm

〈材料〉2人分

鶏モモ肉・・・1枚 (300g)

キャベツ・・・¼個 (250g)

長ねぎ・・・1本 (150g)

しめじ・・・½パック (65g)

オリーブ油・・・大さじ1

塩・・・小さじ1

〈作り方〉

1. 鶏肉は4等分に切り、塩をふる。キャベツは5㎝角に切る。長ねぎは5㎝の長さに切る。しめじは石づきを取り、ほぐす [a]。

2. 鍋にオリーブ油、キャベツ、長ねぎ、しめじを入れ、塩少々（分量外）をふる [b]。上に鶏肉をのせ [c]、蓋をし、弱火にかける。

3. 蓋の隙間から蒸気が出たら極弱火にし、20分ほど煮込む。蓋を開けてひと混ぜし、蓋を閉めて火を止め、鍋が冷めるまで置く。

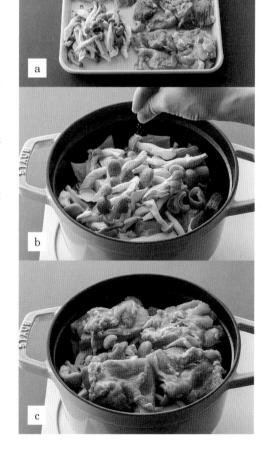

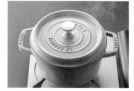

point
鍋の中で蒸気が充満したら、蓋の隙間から蒸気が出てきます。

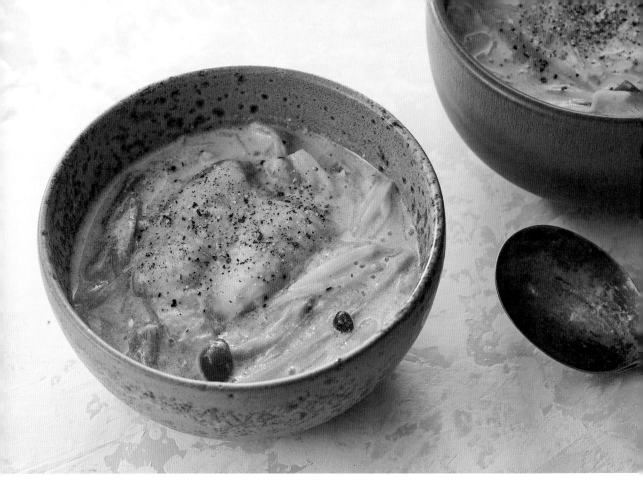

豆乳シチュー

豆乳の原料である大豆に含まれるイソフラボンは
アンチエイジングの強い味方！ 植物性たんぱく質も豊富。

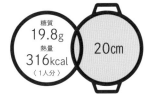

糖質
19.8g
熱量
316kcal
〈1人分〉

20cm

〈材料〉2人分
鶏モモ肉煮込み (P16-17)・・・半量
じゃがいも・・・1個 (100g)
豆乳 (成分無調整)・・・200㎖
塩・・・小さじ½
黒こしょう・・・適量

〈作り方〉
1. 鍋に鶏モモ肉煮込み、千切りにしたじゃがいもを入れ、中火にかけ、
   沸騰したら蓋をして極弱火にし、10分ほど煮込む。
2. 豆乳を入れて中火にし、湯気が出るくらいまで混ぜながら温める
   [a]。塩、黒こしょうで味をととのえる。

memo
・小麦粉を使わず、じゃがいものでんぷん質で自然なとろみがつきます。
　焦げないよう混ぜながら温めてください。
・じゃがいもに含まれるカリウム、ビタミンCはともに水溶性なので、
　汁ごと食べられるスープなどの調理がおすすめです。

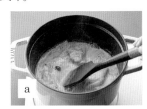

a

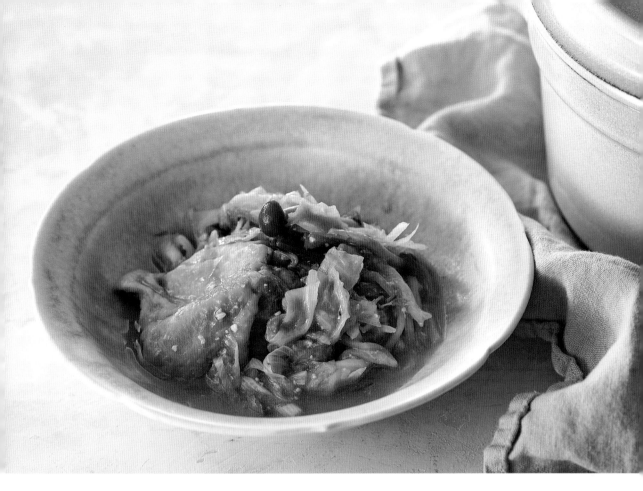

鶏モモ肉煮込み *Arrange*

鶏肉の味噌煮込み

味噌は日本の伝統的な発酵食品。
食物繊維の多い野菜と合わせて腸内環境をサポート！

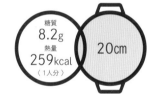

糖質
8.2g
熱量
259kcal
〈1人分〉

20cm

《材料》2人分

鶏モモ肉煮込み (P16-17)・・・半量
もやし・・・½パック (100g)
長ねぎ・・・½本 (75g)
味噌・・・大さじ1

《作り方》

1. もやしは洗い、ざるで水気をきる。長ねぎは斜め薄切りにする。
2. 鍋に鶏モモ肉煮込み、もやし、長ねぎを入れ、中火にかけて沸騰したら火を止め、味噌を溶かす [a]。

memo

・無水調理で出た水分は「濃縮出汁」のようなもの。
 水や牛乳、豆乳を入れて、味噌汁やスープにもアレンジできます。
・火を止めて味噌を最後に溶くことで、香りが立ちます。

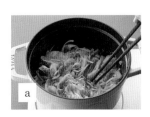

a

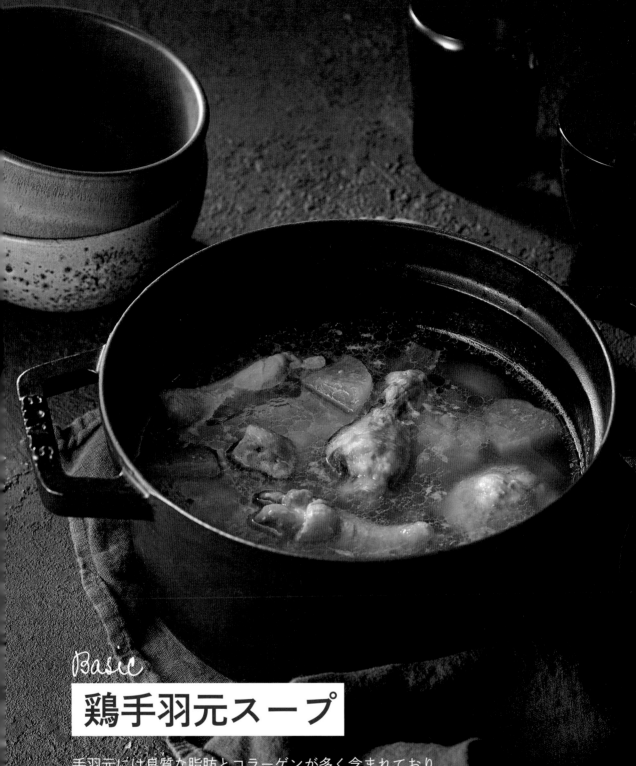

Basic
鶏手羽元スープ

手羽元には良質な脂肪とコラーゲンが多く含まれており、
煮物やスープにすると効率よく摂取できます。
たっぷりの野菜と合わせるのがおすすめ。
鶏肉にじっくり火が入ることで、食べやすさも◎。

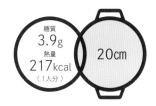

糖質
3.9g
熱量
217kcal
〈 1人分 〉

20cm

〈材料〉4人分

鶏手羽元・・・8本（560g）

大根・・・¼本（250g）

長ねぎ・・・1本（150g）

オリーブ油・・・大さじ1

塩・・・小さじ1

〈作り方〉

1. 鶏手羽元に塩をふる。大根は2cm厚のいちょう切りにする。長ねぎは5cmの長さに切る[a]。

2. 鍋にオリーブ油、長ねぎ、大根を入れ、塩少々（分量外）をふる[b]。鶏肉を上にのせ[c]、蓋をして弱火にかける。

3. 蓋の隙間から蒸気が出たら極弱火にし、30分ほど加熱する。水400mℓ（分量外）を加え、中火で沸騰するまで温める。

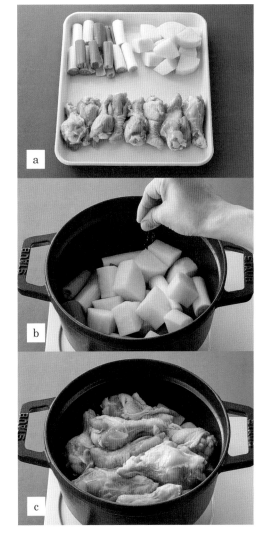

a

b

c

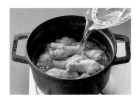

point

無水調理でうまみを引き出してから水を足します。

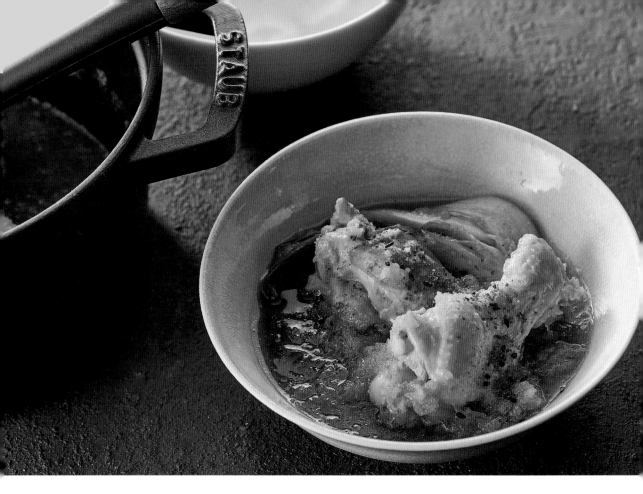

鶏手羽元スープ *Arrange*

鶏肉のおろし煮

鶏に火が通っているので、さっと温めるだけでOK。
大根おろしの栄養素は熱に弱いので加熱は短時間で。

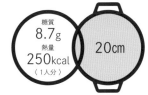

糖質
8.7g
熱量
250kcal
〈1人分〉

20cm

〈材料〉2人分

鶏手羽元スープの鶏肉（P20-21）・・・4本
鶏手羽元スープ（P20-21）・・・100㎖
大根・・・¼本（250g）
チンゲンサイ・・・1株（90g）
しょうゆ・・・大さじ1
塩・・・小さじ¼
七味唐辛子・・・少々

〈作り方〉

1. 大根はすりおろす。チンゲンサイは根元から縦4等分に切り、よく洗う。
2. 鍋におろした大根、鶏肉、チンゲンサイ、しょうゆ、鶏手羽元スープを入れ、中火にかけてひと煮立ちさせる [a]。塩で味をととのえ、七味唐辛子をかける。

memo
・大根には数種類の消化酵素が含まれています。
　また、大根をすりおろした際の辛みは抗酸化成分です。

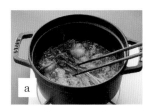

a

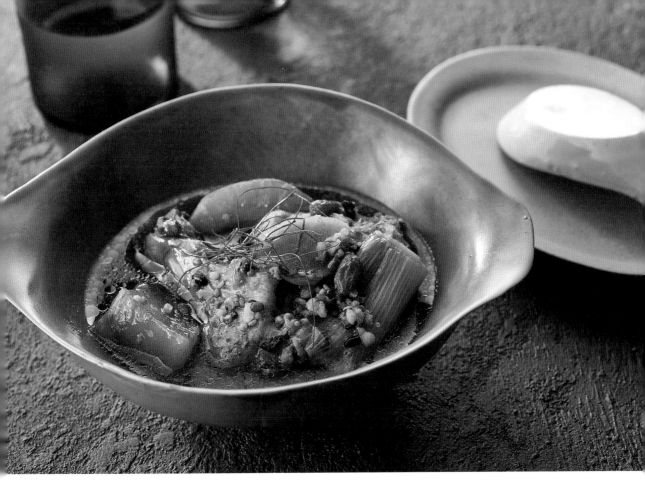

サムゲタン風

コラーゲンと体を温める食材がしみこんだスープ。
うまみでいただくスープは塩を控えめに。

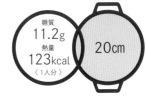

糖質
11.2g
熱量
123kcal
〈1人分〉

20cm

〈材料〉2人分

鶏手羽元スープ（P20-21）・・・半量
雑穀ミックス・・・30g
しょうが・・・1かけ
にんにく・・・1かけ
クコの実・・・5g
塩・・・小さじ¼
糸唐辛子・・・適量

〈作り方〉

1. 雑穀ミックスは茶こしでさっと洗う。しょうが、にんにくはスライスする。
2. 鍋に鶏手羽元スープ、雑穀ミックス、しょうが、にんにく、クコの実を入れ、中火にかけ、沸騰したら蓋をして極弱火で15分ほど加熱する [a]。
3. 塩で味をととのえ、器に盛り、糸唐辛子をのせる。

memo
・しょうがとにんにくは加熱することで体が温まる成分の働きが高まります。
・通常サムゲタンにはもち米を使いますが、
　雑穀ミックスに差し替えました。
・スープはひと口飲んで「少し薄いな」と
　感じるくらいがベストです。

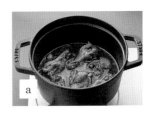

a

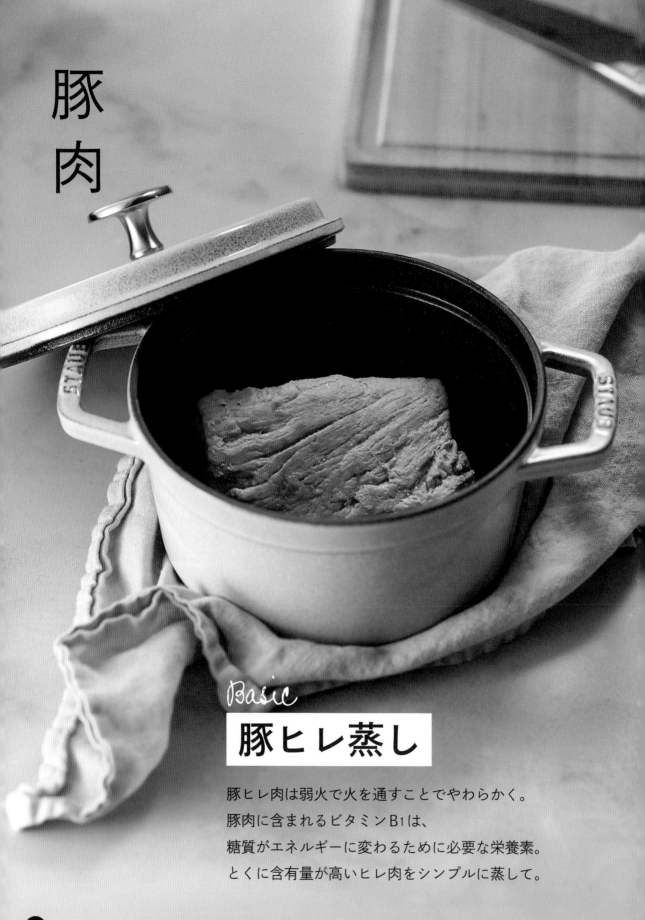

豚肉

Basic
豚ヒレ蒸し

豚ヒレ肉は弱火で火を通すことでやわらかく。
豚肉に含まれるビタミンB1は、
糖質がエネルギーに変わるために必要な栄養素。
とくに含有量が高いヒレ肉をシンプルに蒸して。

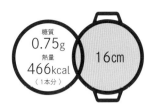

糖質 0.75g
熱量 466kcal
〈1本分〉

16cm

〈材料〉1本分

豚ヒレブロック・・・250g

塩・・・小さじ½

オリーブ油・・・大さじ1

焼酎・・・大さじ1

〈作り方〉

1. 豚肉は塩を全面にふる。鍋にオリーブ油と豚肉を入れ、焼酎をふる [a]。

2. 蓋をして弱火で10分ほど加熱する [b]。途中で蓋の隙間から蒸気が出るようなら、極弱火にする。

3. 蓋を開け、豚肉の色が変わっていたら上下を返し [c]、火を止めて余熱で火を通す。

memo

・水溶性のビタミンB₁はゆでるよりも蒸すことで栄養素の損失が防げます。

・温かいままでも、冷やしても美味しくいただけます。

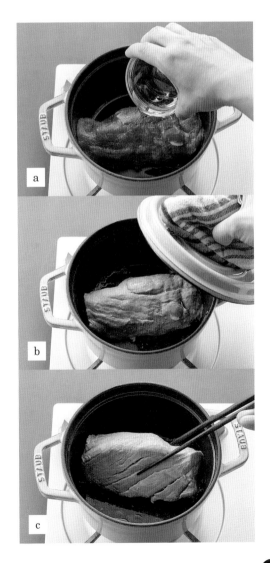

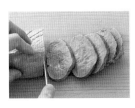

point

豚ヒレ蒸しは冷蔵庫で冷やしてから包丁を入れると、切りやすくなります。

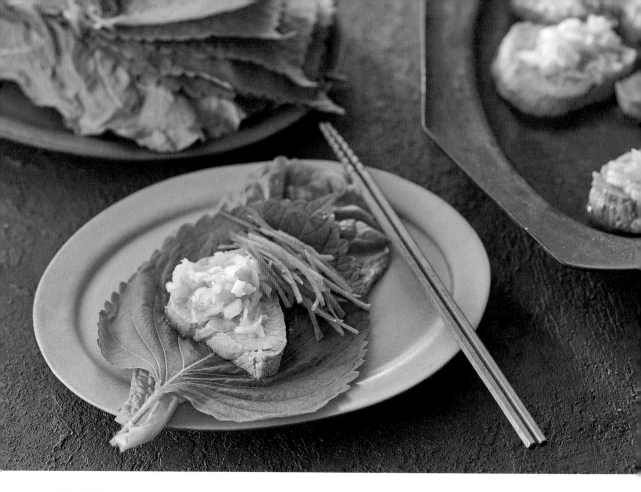

豚ヒレ肉の韓国風

緑黄色野菜も摂れるヘルシーメニュー。
ねぎに含まれる辛み成分で、ビタミンB1の吸収率がアップ！

糖質
6.1g
熱量
331kcal
〈1人分〉

〈材料〉2人分

豚ヒレ蒸し（P24-25）・・・1本
長ねぎ（白い部分）・・・½本（75g）
レモン・・・1個
ごま油・・・大さじ1
塩・・・小さじ½
にんじん・・・¼本（40g）
サンチュ・・・8枚
エゴマの葉・・・8枚

〈作り方〉

1. 冷蔵庫で冷やした豚ヒレ蒸しは8等分に切る。長ねぎはみじん切りに、にんじんは千切りにしておく。レモンはしぼる。
2. 長ねぎ、レモン、ごま油、塩を混ぜ、1のヒレ肉の上にのせる。
3. サンチュ、エゴマの葉を重ね、2とにんじんをのせて巻く。

memo

・ねぎ、にんにく、たまねぎなどに含まれる辛み成分のアリシンは、
　きざむ、すりおろす、つぶすなどで発生します。
　熱に弱いので、生で食べるのがおすすめ。

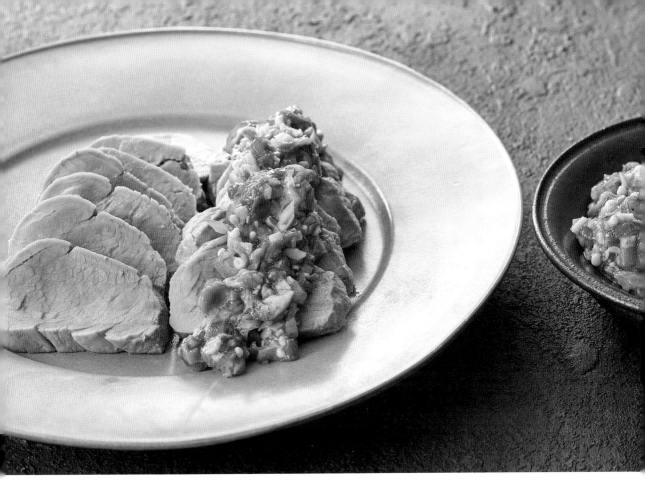

豚ヒレ蒸し *Arrange*

梅オクラだれ

オクラやなめこのネバネバ成分には
血糖値の上昇をゆるやかにする効果も期待できます。

糖質
2.9g
熱量
256kcal
〈1人分〉

〈**材料**〉2人分

豚ヒレ蒸し（P24-25）・・・1本
オクラ・・・8本（80g）
なめこ・・・1パック（85g）
梅干し・・・2個（40g）

〈**作り方**〉

1. オクラ、なめこはさっとゆでる。梅干しは種をのぞく。
2. 1を包丁で軽くたたいて細かくし [a]、お好みの厚さにスライスした豚ヒレ蒸しにのせる。

memo
・オクラとなめこは、きざむことでネバネバ食感が際立ちます。
・タレはたっぷりの量です。余ったら豆腐やごはんにかけても。

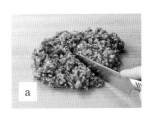

a

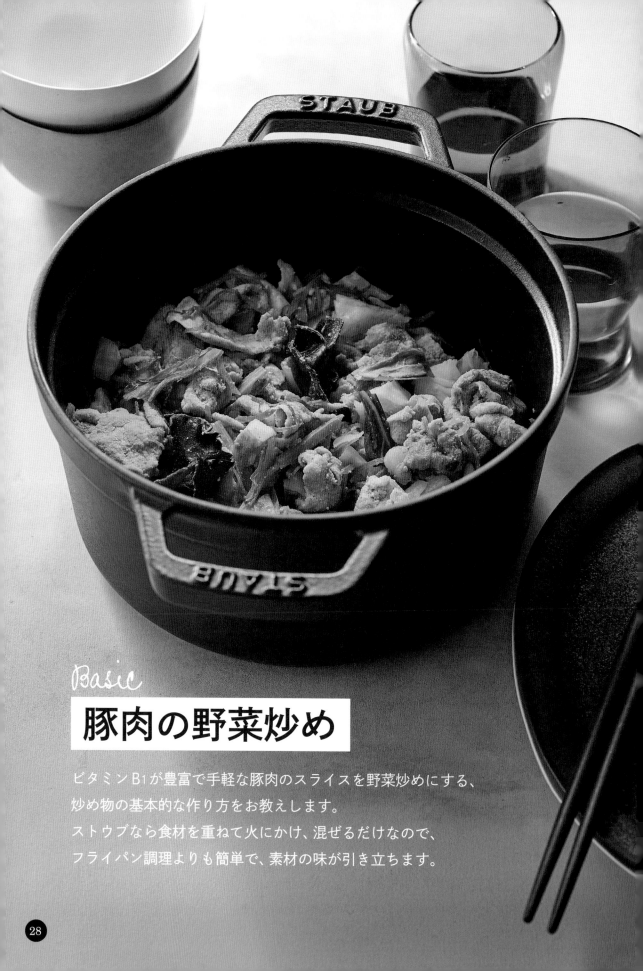

豚肉の野菜炒め

ビタミンB1が豊富で手軽な豚肉のスライスを野菜炒めにする、
炒め物の基本的な作り方をお教えします。
ストウブなら食材を重ねて火にかけ、混ぜるだけなので、
フライパン調理よりも簡単で、素材の味が引き立ちます。

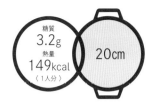

糖質
3.2g
熱量
149kcal
〈1人分〉

20cm

〈材料〉4人分

豚モモスライス・・・300g

キャベツ・・・⅛個（125g）

小松菜・・・½束（30g）

にんじん・・・½本（75g）

にんにく・・・1かけ

きくらげ・・・3g

おからパウダー・・・大さじ1

ごま油・・・大さじ1

塩・・・小さじ½

こしょう・・・適量

〈作り方〉

1. 豚肉は3cmの長さに切り、塩少々（分量外）をふり、おからパウダーをまぶす。キャベツは3cm角、小松菜は3cmの長さ、にんじんは千切り、にんにくは薄切りに切る。きくらげは水でさっと洗い、大きければちぎる [a]。

2. 鍋にごま油、にんにく、にんじん、豚肉の半量、キャベツ、豚肉の半量、きくらげ、小松菜の順に重ねて塩をふり [b]、蓋をして中火にかける。

3. 蓋の隙間から蒸気が出たら蓋を開け、豚肉に火が通るまでトングで混ぜる[c]。塩（分量外）、こしょうで味をととのえる。

memo

・豚肉を半量ずつ間に入れることで、火が通りやすくなります。

・豚肉はモモ、ロースのどちらでも調理できますが、モモは脂肪分が少なく、さっぱりとした食感、ロースは適度な脂分でコクのある仕上がりに。

・きくらげはきのこの中でも栄養が豊富。食物繊維、鉄、ビタミンDを含んでいます。強い骨を作るにはビタミンDが必要です。

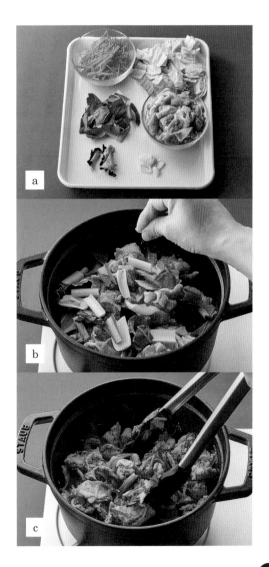

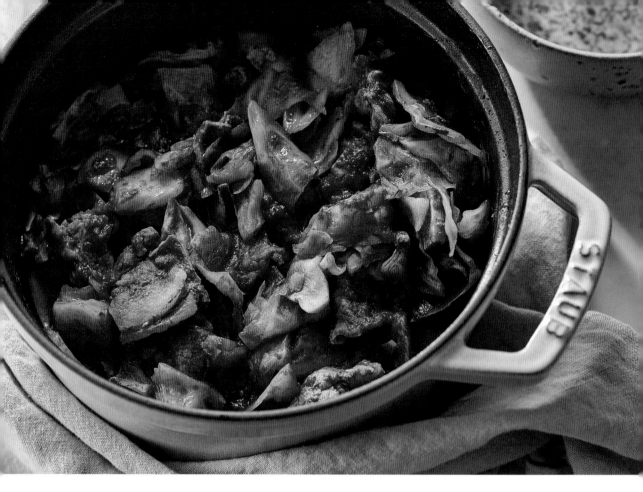

Pork Recipe

豚肉のトマト煮込み

トマトに含まれるうまみ成分がたっぷり入った煮込み。
トマトピュレは、生のトマトよりもリコピンがしっかり摂れます。

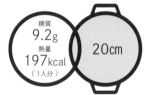

糖質
9.2g
熱量
197kcal
〈1人分〉

20cm

〈材料〉4人分

豚ローススライス・・・300g
キャベツ・・・½個（500g）
トマトピュレ・・・200g
エリンギ・・・1パック（100g）
オリーブ油・・・大さじ1
塩・・・小さじ½
黒こしょう・・・適量
パルミジャーノレッジャーノ
　　・・・適量

〈作り方〉

1. 豚肉は3cmの長さに切る。キャベツは3cmの角切りにする。エリンギは半分の長さに切り、5mmの厚さに切る。パルミジャーノレッジャーノはすりおろす。

2. 鍋にオリーブ油、キャベツ、豚肉の半量を重ね、トマトピュレ、エリンギをのせ、塩をし[a]、蓋をして弱火にかける。

3. 蓋の隙間から蒸気が出たら極弱火にし、20分ほど加熱する。上に残りの豚肉をのせて蓋をし、中火で蒸気が出たら蓋を開け、黒こしょうをふり、お好みでパルミジャーノレッジャーノをかける。

memo

・水500mlほどを足して煮込むとトマト鍋に。
・リコピンは油と摂ると吸収がよいので、
　油を使うのがポイント。

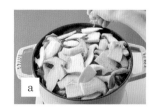

a

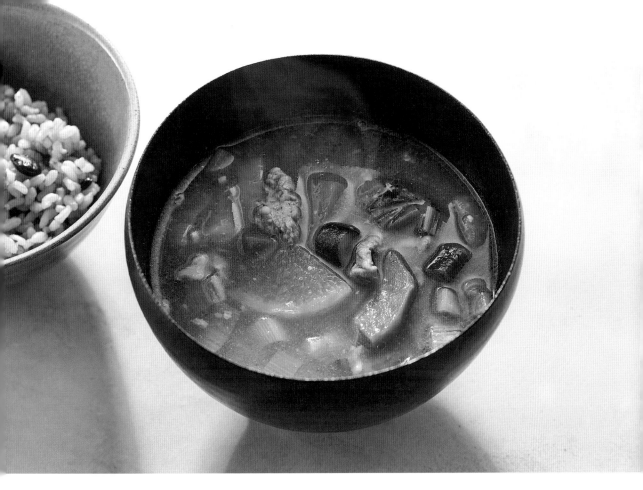

Polk Recipe

豚汁

食物繊維たっぷりの野菜をふんだんに入れて。
低糖質で栄養価の高い乾物を追加で入れるのもおすすめ。

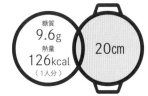

糖質
9.6g
熱量
126kcal
〈1人分〉

20cm

〈材料〉4人分

豚モモスライス・・・100g
長ねぎ・・・1本（150g）
ごぼう・・・½本（65g）
にんじん・・・1本（150g）
大根・・・¼本（250g）
しょうが・・・1かけ（10g）
油・・・大さじ1
塩・・・小さじ½
水・・・500㎖
味噌・・・大さじ2

〈作り方〉

1. 豚肉は細切りにする。長ねぎ、ごぼうは1㎝の長さに、にんじん、大根は1㎝厚のいちょう切りにし、しょうがはみじん切りにする。

2. 鍋に油、しょうが、長ねぎ、ごぼう、にんじん、豚肉、大根を重ね、塩をふり[a]、蓋をして弱火にかける。

3. 蓋の隙間から蒸気が出たら極弱火にし、20分ほど加熱する。

4. 水を入れ、中火にし、沸騰したら火を止めて味噌を溶かす。できればそのまま冷めるまで置き、味をなじませる。

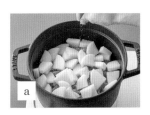

a

Polk Recipe
豚ニラキムチ

豚肉とにんにくの組み合わせで疲労回復効果が期待できます。

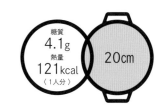

糖質
4.1g
熱量
121kcal
〈1人分〉
20cm

〈材料〉4人分
豚モモスライス・・・200g
キムチ・・・100g
玉ねぎ・・・½個(100g)
ニラ・・・1束(100g)
にんにく・・・1かけ
ごま油・・・大さじ1
塩・・・小さじ¼

〈作り方〉
1. 豚肉は3cmの長さに切り、キムチと混ぜる。玉ねぎは繊維に直角に薄くスライスし、ニラは3cmの長さに切る。にんにくはスライスする。
2. 鍋にごま油、にんにく、玉ねぎ、1のキムチと肉、ニラを重ね、塩をふり、蓋をして中火にかける。
3. 蓋の隙間から蒸気が出たら蓋を開け、トングで肉に火が通るまで混ぜる。

memo
・キムチを加熱すると酸味がうまみに変化します。

Polk Recipe
肉みそ

豆腐やごはんにのせて使える万能トッピング。

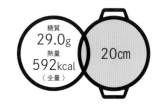

糖質
29.0g
熱量
592kcal
〈全量〉
20cm

〈材料〉作りやすい量
豚モモスライス・・・200g
玉ねぎ・・・1個(200g)
えのき・・・1パック(150g)
しょうが・・・1かけ(10g)
小ねぎ・・・3本(9g)
ごま油・・・大さじ1
A ┃ 味噌・・・大さじ2
  ┃ しょうゆ・・・大さじ1
  ┃ 焼酎・・・大さじ1

〈作り方〉
1. 豚肉は細切りにし、玉ねぎは粗みじん切りにする。えのきは石づきを取って4等分に切り、下の部分はほぐす。しょうがはみじん切り、小ねぎは小口切りにする。
2. 鍋にごま油、しょうが、玉ねぎ、豚肉、えのき、Aを入れ、蓋をして中火にかける。
3. 蓋の隙間から蒸気が出たら蓋を開け、小ねぎを入れ、肉に火が通るまで混ぜる。

memo
・豚肉の約2倍の野菜で食物繊維がしっかり摂れます。

Polk Recipe
黒酢しょうが焼き

豚肉と黒酢を組み合わせた元気メニュー!

糖質
7.9g
熱量
223kcal
〈1人分〉
20cm

〈材料〉4人分
豚ローススライス・・・400g
玉ねぎ・・・1個(200g)
舞茸・・・1パック(120g)
しょうが・・・2かけ(20g)
A ┃ 黒酢・・・大さじ2
  ┃ しょうゆ・・・大さじ2
  ┃ みりん・・・大さじ1
オリーブ油・・・大さじ1

〈作り方〉
1. 豚肉は3cmの長さに切り、すりおろしたしょうが、Aと混ぜて5分ほど置く。玉ねぎは繊維に沿って薄切りにし、舞茸はほぐす。
2. 鍋にオリーブ油、玉ねぎ、豚肉の半量、舞茸の半量、豚肉の半量、舞茸の半量の順で重ね入れ、Aをまわしかけ、蓋をして中火にかける。
3. 蓋の隙間から蒸気が出たら蓋を開け、トングで肉に火が通るまで混ぜる。

memo
・キャベツの千切りの上にのせていただくのもおすすめです。

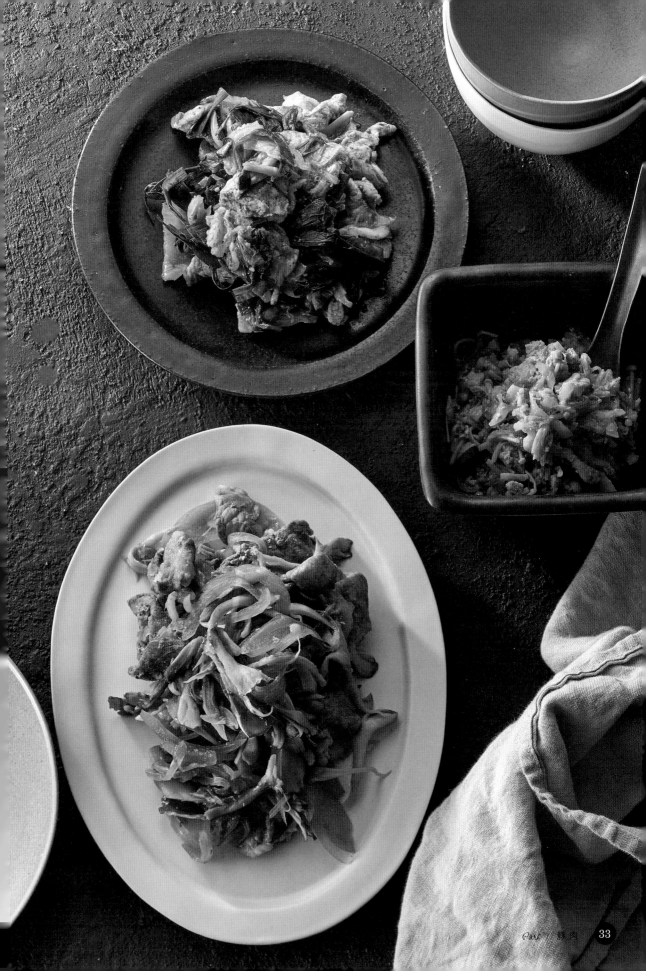

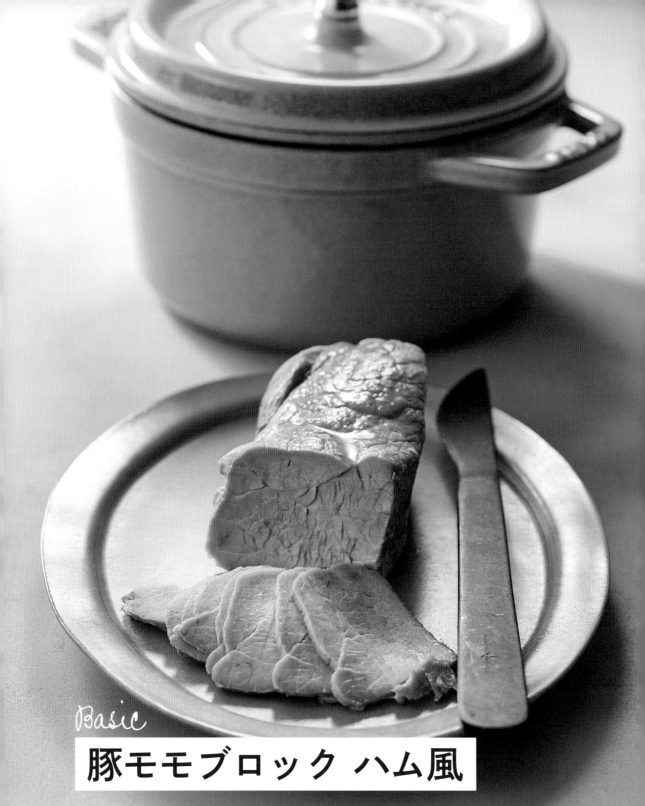

豚モモブロック ハム風

比較的安価な豚モモブロック。
脂肪分が少ない部位なのでパサパサしがちですが、
弱火でじっくり火を通し、やわらかく仕上げます。

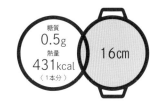

糖質
0.5g
熱量
431kcal
〈1本分〉

16cm

〈材料〉1本分
豚モモブロック・・・250g
オリーブ油・・・大さじ1
塩・・・小さじ½

〈作り方〉
1. 鍋にオリーブ油、豚肉を入れ、豚肉の全面に塩をふる [a]。
2. 蓋をして弱火で5分ほど、極弱火で5分ほど加熱する。
3. 裏返し [b]、再度蓋をして10分ほど加熱し、火を止めてそのまま冷めるまで置く。
4. チャック付きの袋に入れ、ひと晩冷蔵庫で寝かせる [c]。

memo
・ひと晩寝かせることでうまみが増して、より美味しくいただけます。
・日持ち：冷蔵庫で4〜5日

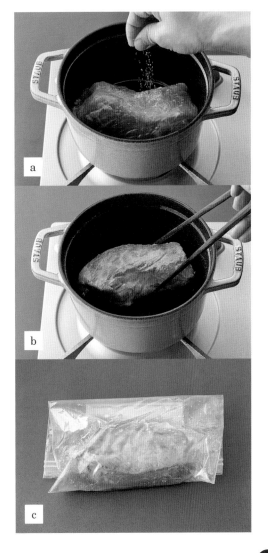

ラップサンド

糖質の高いパンも、薄いサンドイッチ用のパンを
のばして使うラップサンドなら低糖質。
栄養バランスのよい具をたっぷりはさんで満足感も◎。

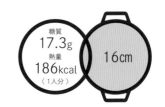

糖質
17.3g
熱量
186kcal
〈1人分〉

16cm

〈材料〉2人分

豚モモブロック ハム風 (P34-35)・・・½本
サンドイッチ用パン・・・4枚
パクチー・・・適量

●亜麻仁豆乳マヨネーズ (作りやすい量)

亜麻仁油・・・100㎖
豆乳 (成分無調整)・・・50㎖
酢・・・20㎖
塩・・・小さじ½
ラカント・・・小さじ1

●紫キャベツのマリネ (作りやすい量)

紫キャベツ・・・¼個 (250g)
エキストラバージンオリーブ油・・・大さじ2
米酢・・・大さじ1
塩・・・小さじ½

●にんじんのマリネ (作りやすい量)

にんじん・・・1本 (150g)
ミックスナッツ・・・30g
エキストラバージンオリーブ油・・・大さじ2
米酢・・・大さじ1
塩・・・小さじ¼

〈作り方〉

1. 冷やした豚モモブロック ハム風は極薄切りにする。パクチーは3㎝の長さに切る。パンは麺棒で薄くのばす [a]。亜麻仁豆乳マヨネーズの全材料をブレンダーで混ぜる (冷蔵庫で4～5日保存可能)。

2. ワックスペーパーやラップの上にパンをのせ、マヨネーズ (適量) を塗り、紫キャベツのマリネ、にんじんのマリネ、豚ハム、パクチーを少量ずつのせて巻き、両端をきゅっとしぼり、半分に切る。

●紫キャベツのマリネ

紫キャベツは千切りにし、塩でもみ、米酢、オリーブ油を入れて混ぜ、1～2時間ほど置く (冷蔵庫で4～5日保存可能)。

●にんじんのマリネ

ミックスナッツはフライパンで乾煎りにし、きざむ。にんじんは千切りにし、オリーブ油、米酢、塩と和える。ナッツと合わせ、1～2時間ほど置く (冷蔵庫で4～5日保存可能)。

memo

・パンは食物繊維の多い全粒粉やライ麦入りのものがあればベスト。
　ショートニングやマーガリンなどの油脂が入っているものは避けたい。
・血液サラサラ効果が期待できる亜麻仁油をマヨネーズに使っています。
　油はお好みのものでもOK。
・紫キャベツに含まれるアントシアニンには、
　血糖値の上昇を抑える効果も期待できます。
・低糖質食材として手軽なナッツは
　体によい脂質がたっぷり。

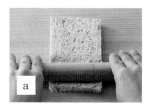

a

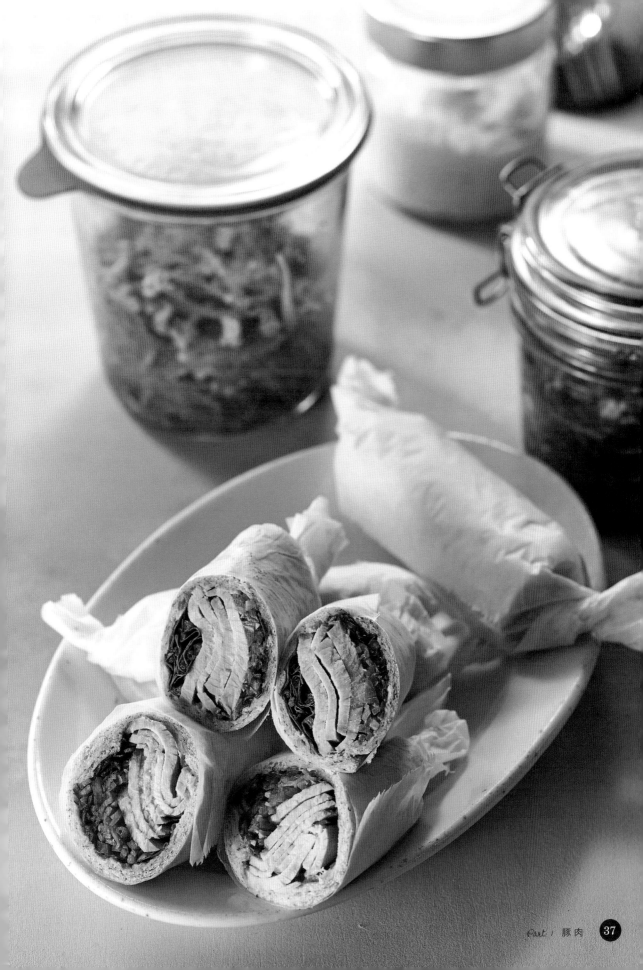

バランスパワープレート

栄養バランスを考えたダイエットにぴったりのプレートメニュー。
主食の量を控え、主菜と副菜をたっぷりと。

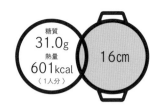

糖質
31.0g
熱量
601kcal
〈1人分〉

16cm

〈材料〉2人分
豚モモブロック ハム風（P34-35）・・・1本
雑穀入り玄米ごはん・・・1膳分（160g）
ルッコラ・・・1束（40g）
スプラウト・・・5g
プチトマト・・・8個（80g）
オリーブ油・・・大さじ1
アボカド・・・1個（200g）
しょうが・・・1かけ（10g）
黒酢・・・大さじ1

〈作り方〉

1. 豚モモブロック ハム風は極薄切りにする [a]。ルッコ
   ラは3cmの長さに切る。スプラウトは根を落とす。プ
   チトマトは4等分にし、塩少々（分量外）、オリーブ油と
   マリネしておく [b]。
2. アボカドは2cm角に切り、しょうがは千切りにし、黒
   酢と一緒に鍋に入れ、弱火で3分ほど温めておく [c]。
3. 大きめの皿にごはんをのせ、1、2を盛りつける。

memo
・糖質代謝にはたらく豚肉と抗酸化野菜がふんだんに。
　玄米に雑穀を入れることで、食物繊維がアップ。
　同じ量の玄米ごはんより血糖値の上昇もゆるやかです。
・低糖質で栄養価が高いアボカドは加熱すると
　さらにクリーミーな味わいに。

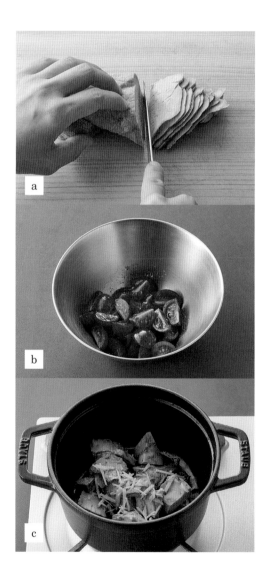

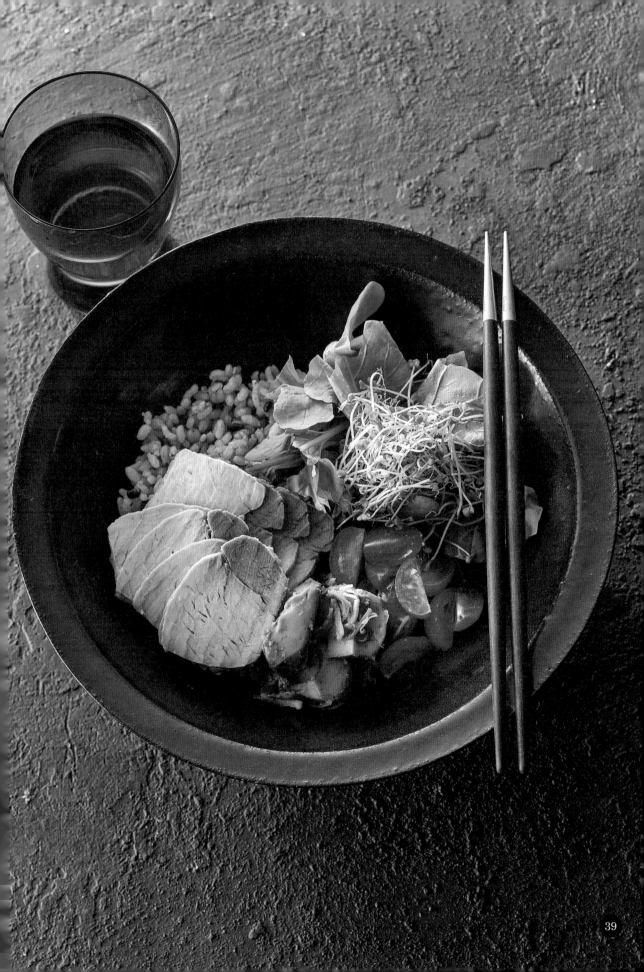

牛肉

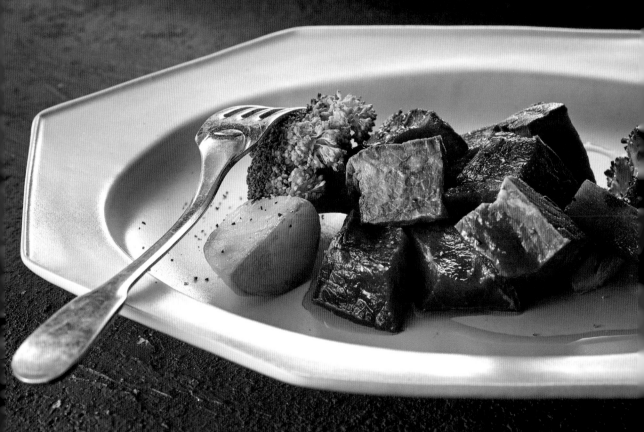

Beef Recipe

ロービーフ 蒸し野菜添え

ダイエット中は高たんぱく質、低糖質、低脂質の牛肉の赤身を。
ふだん摂りづらい鉄分や代謝を上げる L–カルニチン入り！

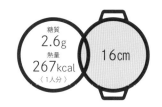

糖質
2.6g
熱量
267kcal
〈1人分〉

16cm

〈材料〉4人分

牛モモ肉・・・400g

A ║ ブロッコリー・・・ ½株（100g）
　║ にんじん・・・ ½本（75g）
　║ かぶ・・・1個（70g）

オリーブ油・・・大さじ2

塩・・・小さじ½

黒こしょう・・・適量

〈作り方〉

1. 牛肉は室温に1時間ほど置く。鍋にオリーブ油大さじ
　 1、牛肉を入れ、塩をふる [a]。蓋をして弱火にかけ、5
　 分ほど加熱する。

2. 蓋を開けて裏返し [b]、さらに5分ほど加熱する。保
　 存袋などに入れて冷めるまで置き、冷蔵庫で冷やす。
　 キューブ型に切る。

3. 2の鍋にオリーブ油大さじ1を入れ、食べやすく切っ
　 たAを並べ、塩少々（分量外）をふり [c]、蓋をして中火
　 にかける。3分ほど加熱し、火を止め、蓋を開けてひ
　 と混ぜし、再び蓋をして5分ほど余熱で置く。

4. 2と3を盛りつけ、オリーブ油（分量外）、黒こしょうを
　 お好みでふる。

memo

・鉄分はビタミンC、たんぱく質と合わせることで吸収力アップ。
　ブロッコリーやほうれん草などの野菜がおすすめです。

・冷やしてから極薄切りにしたり、キューブ型に切ると、
　見栄えと食べごたえアップ。

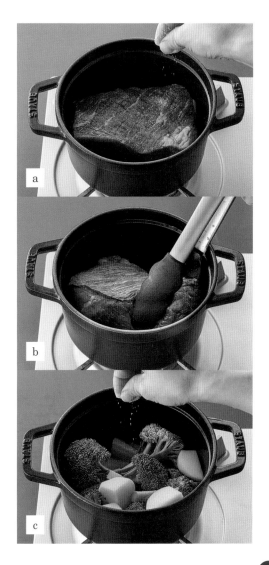

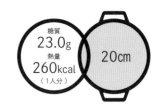

糖質 23.0g
熱量 260kcal
〈1人分〉
20cm

Beef Recipe

牛すじ肉じゃが

牛すじとこんにゃくがたっぷりでじゃがいもは少なめ。
定番の肉じゃがを糖質オフレシピにアレンジ。

〈材料〉4人分

牛すじ・・・300g

じゃがいも・・・小2個(300g)

玉ねぎ・・・1個(200g)

にんじん・・・1本(150g)

糸こんにゃく・・・1パック(100g)

焼酎・・・大さじ2

オリーブ油・・・大さじ1

A ┃ しょうゆ・・・大さじ2
　┃ みりん・・・大さじ2

〈作り方〉

1. 牛すじはたっぷりの水(分量外)と焼酎を入れて中火にかけ、沸騰したら蓋をして極弱火で40分ほど加熱し、火を止めて余熱で冷ます[a]。ざるに上げて水気をきる。

2. じゃがいもは4等分、玉ねぎは6等分のくし切り、にんじんは乱切りにする。糸こんにゃくはざるに入れ、熱湯をかけて水気をきる。

3. 鍋にオリーブ油、玉ねぎ、牛すじ、にんじん、糸こんにゃくの順に重ねてAを入れ[b]、蓋をして中火にかける。

4. 蓋の隙間から蒸気が出たら極弱火にし、30分ほど加熱する。蓋を開け、じゃがいもを入れ[c]、ひと混ぜし、蓋をして中火に戻し、蓋の隙間から蒸気が出たら極弱火にし、10分ほど加熱する。火を止め、ひと混ぜし、冷めるまで置く。

memo

・牛すじは高たんぱく質で脂質が少ない部位です。
　コラーゲンが多いので肉質は硬いですが、
　煮込むことでやわらかくなります。

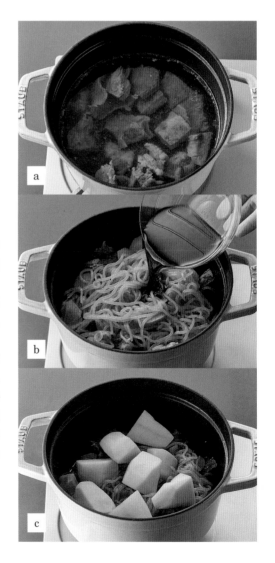

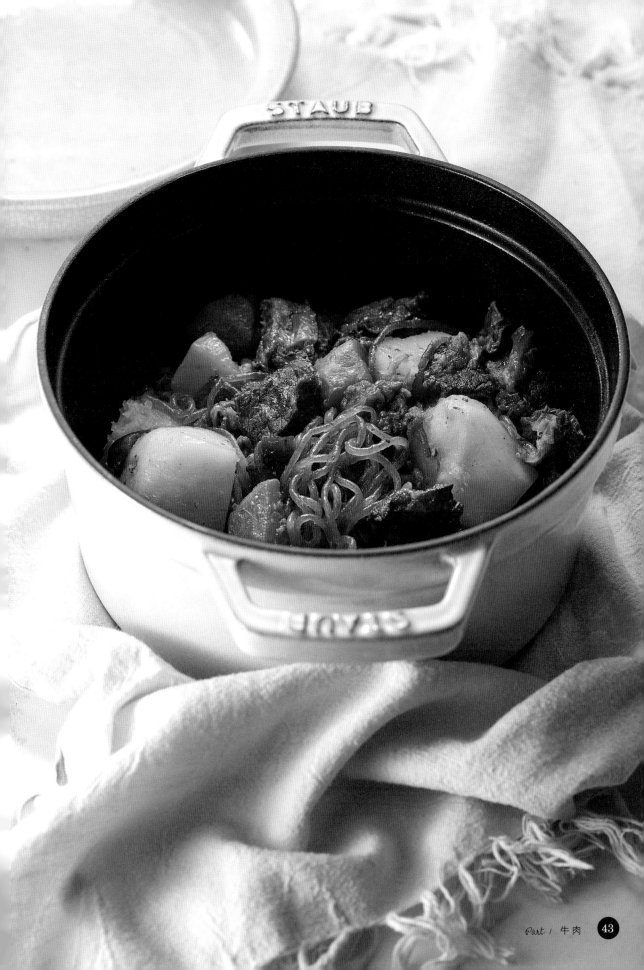

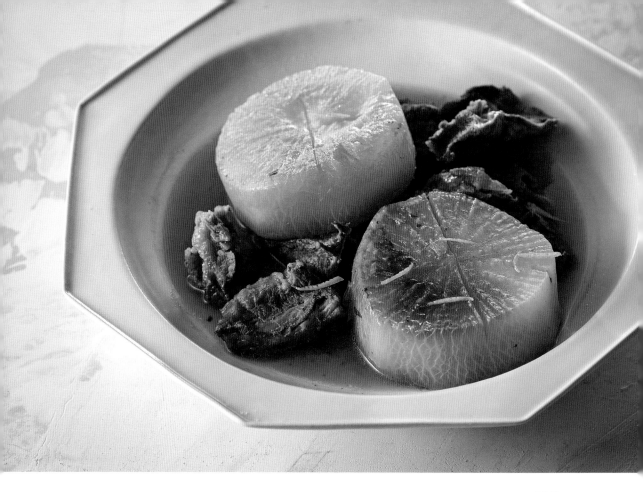

牛すじ塩大根

低糖質野菜の代表、大根。大きめに切ってボリュームを出します。
味がしっかりしみこむように隠し包丁を入れて。

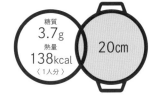

糖質
3.7g
熱量
138kcal
〈1人分〉

20cm

〈材料〉4人分

牛すじ・・・300g
大根・・・½本（500g）
柚子・・・½個（100g）
焼酎・・・大さじ2
塩・・・小さじ½
水・・・100mℓ

〈作り方〉

1. 大根は4等分に切り、皮をむいて隠し包丁を入れる [a]。柚子の皮は千切りにする。
2. 牛すじはP42の作り方1の要領で下ゆでし、ざるに上げて水気をきる。
3. 鍋に大根、牛すじ、塩を入れ [b]、蓋をして弱火にかける。蓋の隙間から蒸気が出たら極弱火にし、20分ほど加熱し、水を加え、中火にする。再度沸騰したら蓋をして極弱火にし、20分ほど加熱する。
4. 柚子の果汁をしぼり入れ、再度温めて器に盛り、お好みで柚子の皮を飾る。

memo
・大根はやわらかく辛みが少ない中間部分がおすすめです。

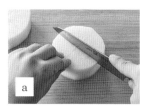

a

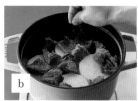

b

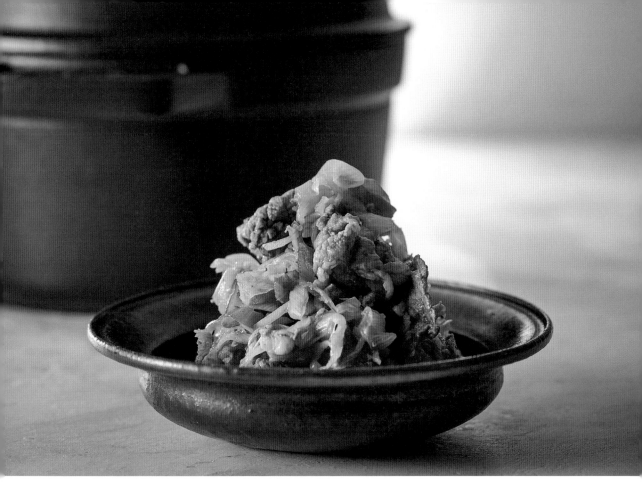

Beef Recipe

しょうが牛皿

甘く味つけしがちな牛丼の具を、さっぱりと柚子こしょう味に。
長ねぎとしょうがで体もポカポカ、代謝アップ！

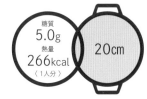

糖質
5.0g
熱量
266kcal
〈1人分〉

20cm

〈材料〉4人分

牛モモ薄切り肉・・・300g
長ねぎ・・・1本（150g）
しょうが・・・2かけ（20g）
A ┃ しょうゆ・・・大さじ1
　 ┃ みりん・・・大さじ1
柚子こしょう・・・小さじ1

〈作り方〉

1. 牛肉は3cmの長さに切る。長ねぎは斜め薄切りにする。しょうがは千切りにする。

2. 鍋にAを入れ、柚子こしょうを入れて溶かし、しょうが、長ねぎ、牛肉を入れ [a]、蓋をして中火にかける。

3. 蓋の隙間から蒸気が出たら蓋を開け、トングで肉に火が通るまで混ぜる。

memo
・柚子こしょうは柚子と青唐辛子を使って作られた薬味。
　柚子にはヘスペリジンという成分が含まれていて、血行をよくする働きがあります。

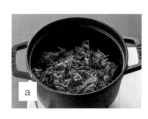

a

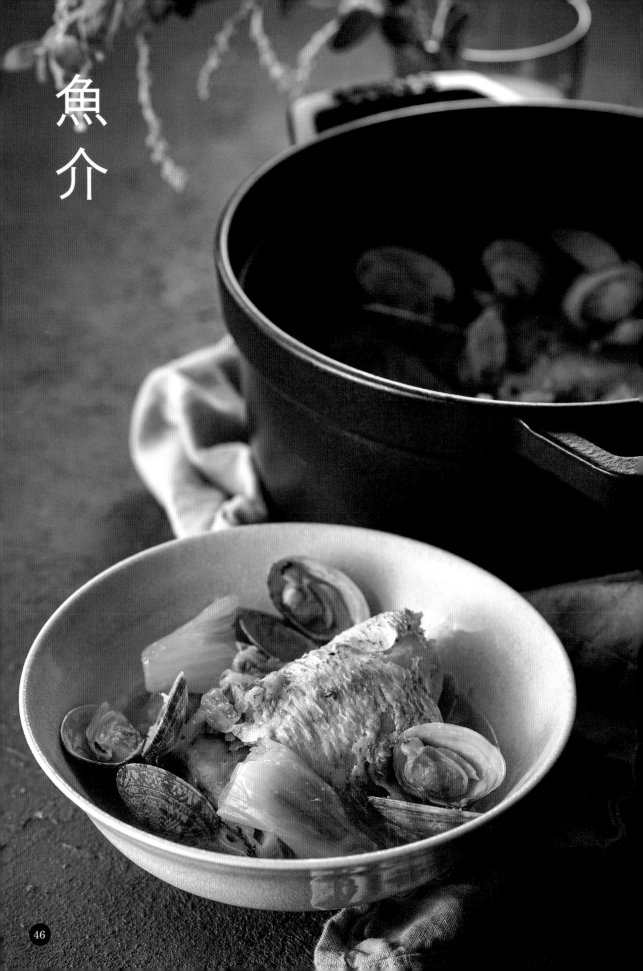

魚介

Fish Recipe

鯛の酒蒸し

生活習慣病を防ぐタウリンを含んだ鯛と
体内で生成できないミネラルが多いあさりを一緒に蒸して。

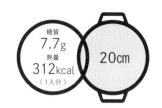

糖質
7.7g
熱量
312kcal
〈1人分〉

20cm

〈材料〉2人分

鯛あら・・・1尾分 (350g)

あさり (殻付き)・・・200g

長ねぎ・・・1本 (150g)

白菜・・・⅛個 (250g)

酒・・・大さじ2

オリーブ油・・・大さじ1

塩・・・小さじ1

〈作り方〉

1. 鯛あらは熱湯をかけ、水でうろこや血合いを洗い流し、キッチンペーパーで水気を拭いて塩 (小さじ½) をふる。あさりは砂抜きをする。長ねぎは5cmの長さに切り、白菜は3cmのざく切りにする [a]。

2. 鍋にオリーブ油を入れて中火で熱し、薄く煙が出たら鯛を入れて焼き付け [b]、一度取り出す。キッチンペーパーで鍋の油をふき取り、長ねぎ、白菜を入れ、塩 (小さじ½) をふり、上に鯛、あさりをのせて酒をふり [c]、蓋をする。

3. 蓋の隙間から蒸気が出たら極弱火にし、30分ほど煮込む。

memo

・ミネラルは健康な肌や髪をつくるために必要な美容成分です。あさり、海苔、ナッツ類などに含まれています。

・うまみたっぷりのスープに、ごはんと卵を入れて雑炊にしても。

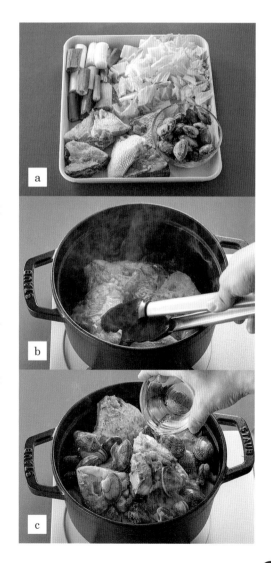

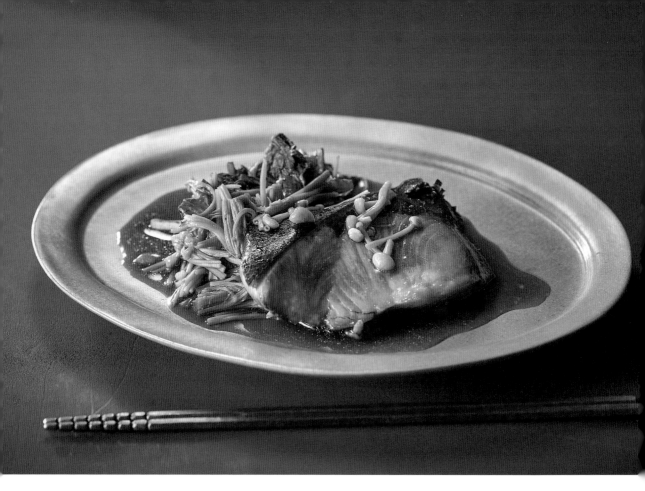

ぶりの煮物

ヘルシーな和食も野菜やきのこでかさを増して。
低糖質な魚と栄養満点の春菊を合わせて。

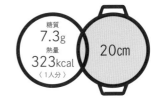

糖質
7.3g
熱量
323kcal
〈1人分〉

20cm

〈材料〉2人分

ぶり切り身
　・・・2切れ (100g×2)
えのき・・・½パック (100g)
春菊・・・½束 (100g)
A┃しょうゆ・・・大さじ1
　┃みりん・・・大さじ1
　┃焼酎・・・大さじ1

〈作り方〉

1. えのきは石づきを取り、5㎝の長さに切る。春菊はよく洗い、5㎝の長さ
   に切る。
2. 鍋にAを入れ、中火で煮立ったらぶりの切り身を入れ、片側にえのきを
   入れて [a]、蓋をする。
3. 蓋の隙間から蒸気が出たら極弱火にし、3分ほど加熱したら蓋を開け、え
   のきを寄せて春菊を入れ、火を止めて蓋をし、余熱で3分ほどしんなり
   するまで置く。

memo

・春菊は β-カロテン、ビタミンK、カルシウム、
　葉酸を含んでおり、女性におすすめしたい野菜です。

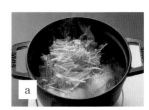

a

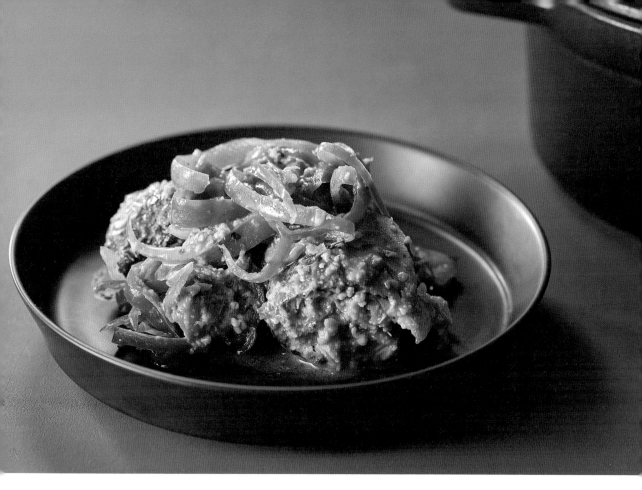

Fish Recipe

さば味噌ピーマン

お手軽なさば缶とアクセントになるピーマンを使って、
くずさないスピードさば味噌をイメージ。

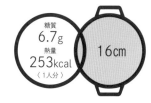

糖質
6.7g
熱量
253kcal
〈1人分〉

16cm

〈材料〉2人分
さば水煮缶・・・1缶 (200g・正味110g)
ピーマン・・・2個 (80g)
みりん・・・大さじ1
焼酎・・・大さじ1
味噌・・・大さじ1

〈作り方〉
1. ピーマンは種を取り、千切りにする。
2. 鍋に汁気をきったさば、ピーマンを入れ、みりんと焼酎を入れ[a]、蓋をして中火にかける。
3. 蓋の隙間から蒸気が出たら蓋を開け、味噌を溶く。

memo
・青魚には、オメガ3系脂肪酸のDHAとEPAが含まれています。
・オメガ3系脂肪酸は中性脂肪値を下げる機能があるとされており、
　体内で合成できないため食品から摂らなければいけない必須脂肪酸のひとつです。
・身も骨も食べられるさば缶は、DHAとEPAはもちろん、
　さばの栄養を丸ごと摂ることができます。

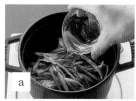
a

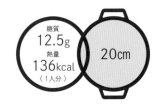

糖質
12.5g
熱量
136kcal
〈1人分〉

20cm

Oyster Recipe

牡蠣チャウダー

海のミルクといわれるほど栄養が詰まった牡蠣。
たっぷりの野菜と合わせると、
さらに栄養効果がアップします。

〈材料〉4人分

牡蠣・・・200g

長ねぎ・・・1本 (150g)

ほうれん草・・・1束 (200g)

しめじ・・・½パック (65g)

じゃがいも・・・1個 (150g)

豆乳 (成分無調整)・・・200㎖

バター・・・15g

塩・・・小さじ½

〈作り方〉

1. 牡蠣はざるに入れ、洗って水気をきる。長ねぎは1㎝、ほうれん草はゆでて5㎝の長さに切る。しめじは石づきを取ってほぐす。じゃがいもは皮をむき、1㎝角に切る [a]。

2. 鍋にバターを入れ、長ねぎ、しめじを入れ中火で炒める。じゃがいもを加え、塩をふり [b]、蓋をする。

3. 蓋の隙間から蒸気が出たら極弱火にし、10分ほど加熱する。豆乳、ほうれん草、牡蠣を加え [c]、沸騰直前で火を止める。

memo

・チャウダーのとろみはじゃがいもを利用し、
　自然なとろみをつけています。
　小麦粉を使用しない分、糖質量を抑えることができます。

・牡蠣に含まれているアミノ酸の一種のタウリンは、
　コレステロールを下げる効果が期待されている成分。
　水溶性なのでシチューやスープは汁ごと食べるのがおすすめ。

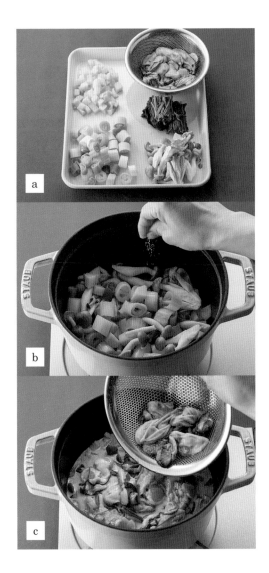

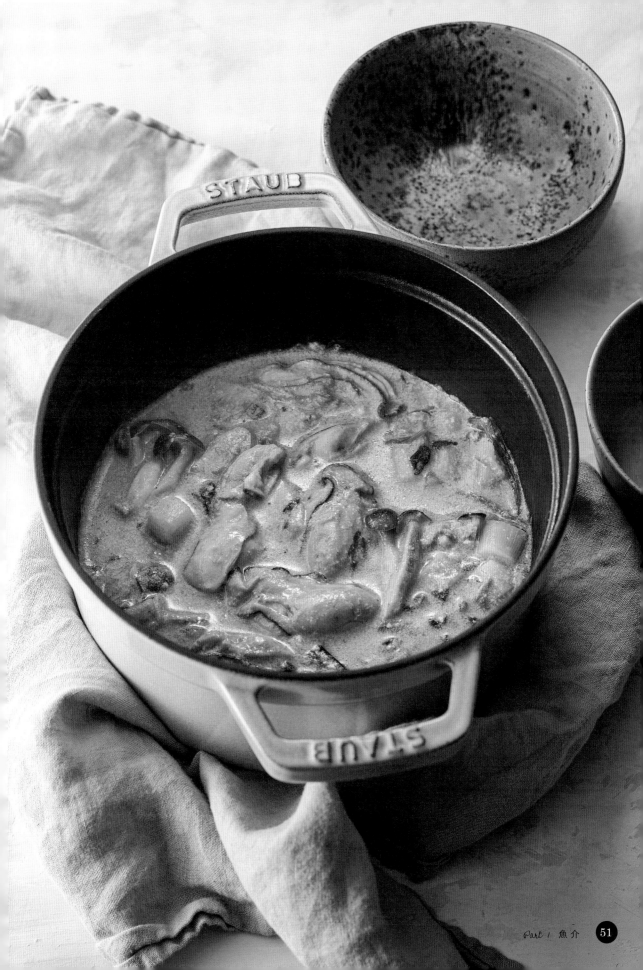

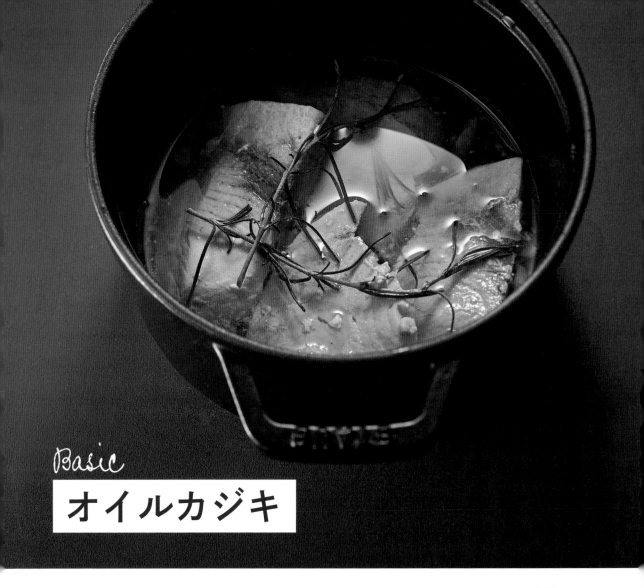

Basic
オイルカジキ

たんぱく質が多く、良質の脂肪を含むカジキ。
自家製ツナのようにしっとりと仕上げます。
いろいろアレンジできるので作っておくと便利。

糖質
0.2g
熱量
527kcal
〈 2切れ分 〉

16cm

〈 材料 〉2切れ分
カジキ・・・2切れ（100g×2）
エキストラバージンオリーブ油
　　・・・大さじ2
水・・・大さじ2
塩・・・小さじ1/4
ローズマリー・・・2枝

〈 作り方 〉
1. カジキは斜め半分に切り、塩をふる。
2. 鍋にオリーブ油、水を入れて中火にかけ、沸騰したらカジキ、ローズ
   マリーを入れ [a]、蓋をして極弱火で1分ほど加熱する。蓋を開け、
   ひっくり返したら蓋をし、火を止め、余熱で火を通す。

memo
・カジキにはオメガ3系脂肪酸の
　DHAとEPAが含まれています。
・風味をつけるため、エキストラバージンオリーブ油
　を使用しています。加熱する際に使う
　オリーブ油はお好みのものをお選びください。

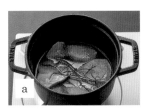
a

オイルカジキ *Arrange*

サラダ海苔巻き

糖質
30.1g
熱量
363kcal
〈1人分〉

海苔巻きにすると少ないごはんの量でもOK！
野菜と合わせると、血糖値の急上昇を抑えてくれます。

〈材料〉2人分

オイルカジキ (P52)
　・・・1切れ
マヨネーズ・・・大さじ1
赤パプリカ・・・½個 (75g)
海苔・・・2枚
サニーレタス・・・2枚 (30g)
大葉・・・4枚
かいわれ・・・½パック (20g)
オリーブ油・・・小さじ2
A ‖ 酢・・・大さじ1
　‖ ラカント・・・小さじ1
雑穀ごはん・・・1膳分 (160g)

〈作り方〉

1. オイルカジキはほぐし、マヨネーズと和える。パプリカは細切りにし、オリーブ油でさっと炒めて冷ましておく。温かいごはんにAを混ぜる。
2. ラップの上に海苔を置き、上下それぞれに1cmほど残してごはん½膳分を広げ、サニーレタス、カジキ、パプリカ、大葉、かいわれを手前に置いて巻く。
3. ラップで巻いて5分ほど置き、濡らした包丁で8等分に切り、ラップをはずす。

memo
・包丁は1回ずつ濡らすと切りやすくなります。パン切り用などの波刃を使うのがおすすめ。

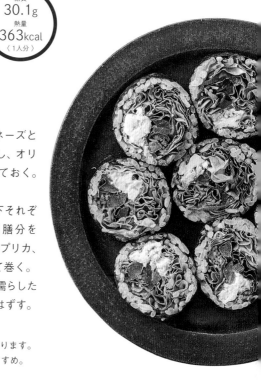

オイルカジキ *Arrange*

コブサラダ

糖質
11.1g
熱量
434kcal
〈1人分〉

ヘルシーなのにボリューム満点のサラダ。
さっぱりと仕上げたドレッシングで。

〈材料〉2人分

オイルカジキ (P52)・・・1切れ
きゅうり・・・1本 (100g)
トマト・・・½個 (100g)
ゆで卵・・・1個 (60g)
レッドキドニー (ボイル)・・・100g
むき枝豆 (ボイル)・・・50g
A ‖ パルミジャーノレッジャーノ
　‖ 　・・・30g
　‖ 豆乳 (成分無調整)・・・70ml
　‖ エキストラバージンオリーブ油
　‖ 　・・・大さじ1
　‖ 塩・・・小さじ¼
　‖ 黒こしょう・・・少々

〈作り方〉

1. オイルカジキ、きゅうり、トマト、ゆで卵は2cm角に切る。
2. Aは混ぜておく。
3. 1と豆類を皿に盛り、2のドレッシングをかける。

memo
・ドレッシングにクミンパウダーとチリパウダーを加えると本格的な味わいに。

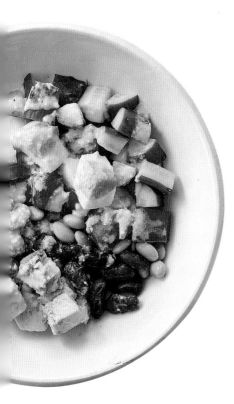

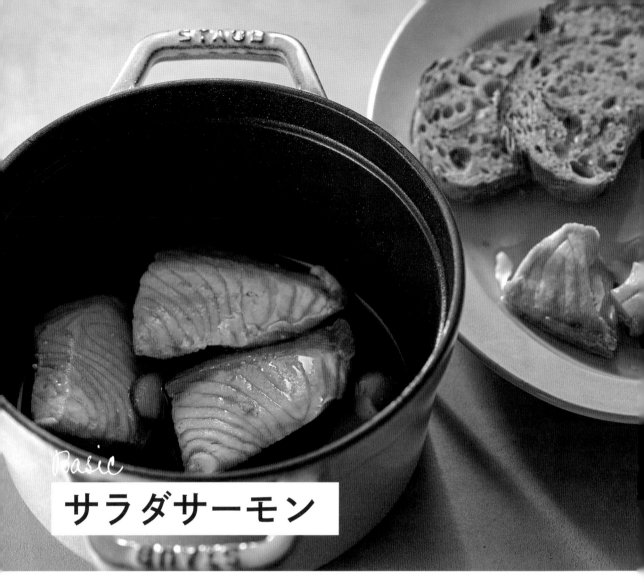

Basic
サラダサーモン

サーモンにはアンチエイジング成分として
知られている「アスタキサンチン」のほか、
健康と美容に役立つ栄養が含まれています。

糖質
2.3g
熱量
585kcal
〈1さく分〉

16cm

〈材料〉1さく分
サーモン（刺身用さく）・・・150g
にんにく・・・1かけ
エキストラバージンオリーブ油
　・・・50mℓ
塩・・・小さじ¼

〈作り方〉
1. サーモンは斜めに4等分に切り、両面に塩をふる。にんにくは半割りにする。
2. 鍋にオリーブ油、にんにくを入れて弱火にかけ、にんにくから泡が出てきたら、サーモンを入れ、すぐに裏返し[a]、蓋をして火を止め、そのまま冷めるまで置く。

memo
・加熱用のサーモンを使う場合は、
　オイルカジキ（P52）の作り方を参照してください。
・風味をつけるため、エキストラバージンオリーブ油
　を使用しています。加熱する際に使う
　オリーブ油はお好みのものをお選びください。

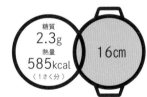
a

アボカドとセロリの
サーモンポキ

糖質
3.1g
熱量
395kcal
〈1人分〉

サーモンと相性がよい
低糖質なアボカドを合わせると美肌力がアップ。

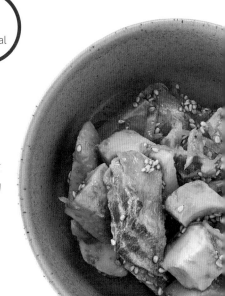

〈材料〉2人分

サラダサーモン (P54)・・・½さく
アボカド・・・1個 (200g)
セロリ・・・½本 (50g)
A │ しょうゆ・・・大さじ1
 │ ごま油・・・小さじ2
 │ 白ごま・・・小さじ2

〈作り方〉

1. サラダサーモンは粗くほぐし、アボカドは2cm角に切る。セロリは千切りにする。
2. 1とAを和える。

memo
・ごはんの上にかけたり、
　卵黄をのせても美味しい。

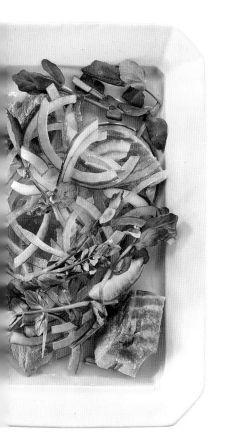

サラダサーモンの
レモンマリネ

糖質
4.1g
熱量
161kcal
〈1人分〉

鉄分、葉酸を多く含んだクレソンや
サラサラ効果も期待できる玉ねぎをのせて。

〈材料〉2人分

サラダサーモン (P54)・・・½さく
サラダサーモンの
　オリーブ油・・・半量
レモン・・・1個 (100g)
塩・・・小さじ¼
紫玉ねぎ・・・¼個 (50g)
クレソンやお好みのハーブ
　・・・適量

〈作り方〉

1. レモンはしぼり、サラダサーモンのオリーブ油と塩を入れ、よく混ぜて乳化させる (瓶などを使うとよい)。
2. 紫玉ねぎは繊維に直角にスライスし、さっと洗って水気をきる。サラダサーモンは食べやすい大きさに切る。
3. サラダサーモンの上に紫玉ねぎのスライスをのせ、1をかけてクレソンやお好みのハーブなどを飾る。

memo
・紫玉ねぎの色素成分はポリフェノールの一種、
　アントシアニンです。水溶性なので
　水にさらさずに使用してください。

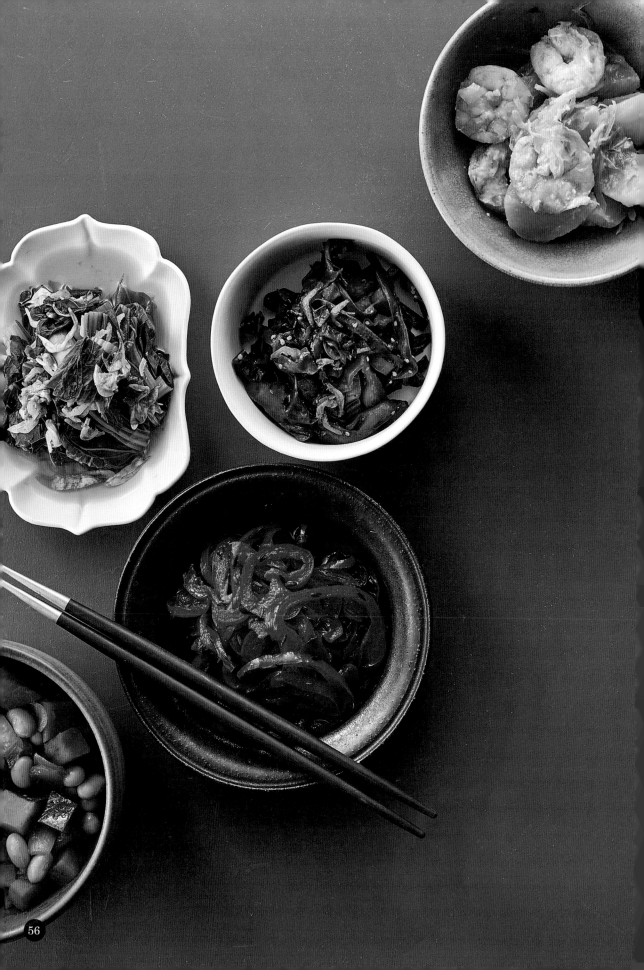

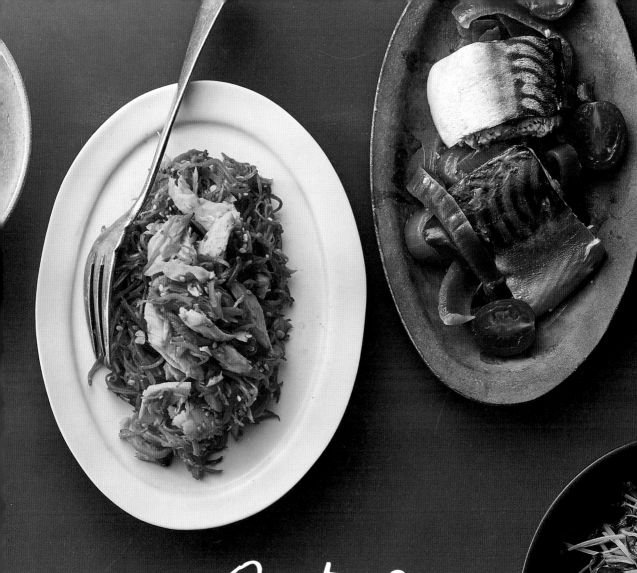

Part 2
副菜

バランスの良い食事に欠かせないのが副菜。
「主菜」(たんぱく質が主な肉・魚など)と
「主食」(炭水化物が主な米・パン・麺類)に加え、
ビタミンやミネラル、食物繊維が多く含まれる
野菜、きのこ、豆などを使った副菜は
毎日積極的に摂りたい栄養満点メニューです。

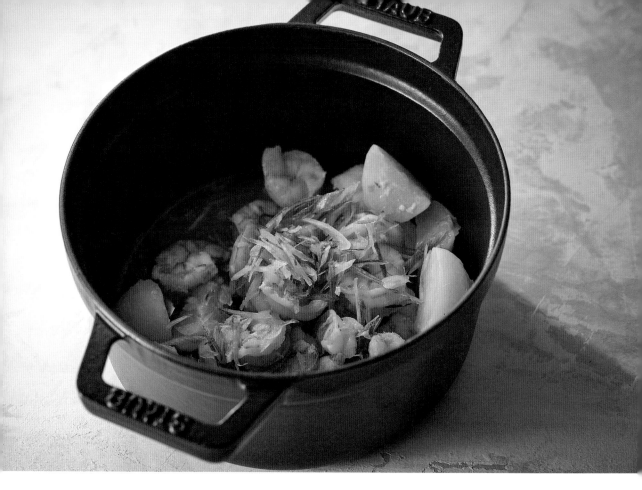

Vegetable & Seafood Recipe

かぶの海老蒸し

かぶはシンプルに蒸すと、トロリとした食感と甘みが楽しめます。
低糖質の海老と合わせてたんぱく質アップ！

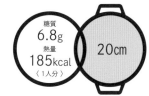

糖質
6.8g
熱量
185kcal
〈1人分〉

20㎝

〈材料〉2人分

かぶ・・・5個（350g）

むき海老・・・200g

みょうが・・・2本（40g）

オリーブ油・・・大さじ1

塩・・・小さじ½

〈作り方〉

1. かぶは皮をむいて4等分のくし切りにする。海老は1㎝の長さに切る。みょうがは千切りにする。

2. 鍋にオリーブ油、かぶ、海老を入れ、塩をふり、ひと混ぜし [a]、蓋をして中火にかける。

3. 蓋の隙間から蒸気が出たらひと混ぜし、再度蓋をして極弱火にし、5分ほど加熱して、みょうがを飾る。

memo

・かぶの葉は緑黄色野菜。優秀な栄養が含まれています。
　油と一緒に調理すると効率よく栄養が摂取できます。
　かぶの葉を刻んで入れても。

・みょうがには冷え防止効果が期待されている
　辛み成分のミョウガジアールが含まれています。

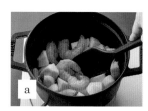

a

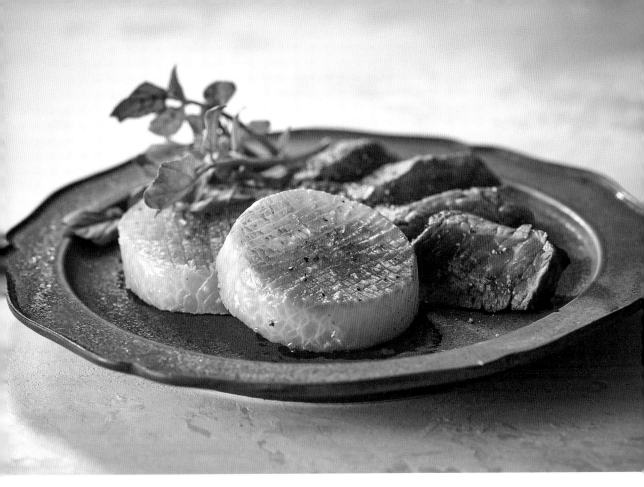

Vegetable & Beef Recipe

大根と牛肉のステーキ

ストウブ鍋をフライパン代わりに使って。
ステーキ肉はモモやヒレなど脂身の少ない部位がおすすめ。

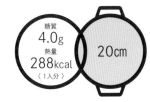

糖質
4.0g
熱量
288kcal
〈1人分〉

20cm

〈材料〉2人分

大根・・・¼本 (250g)
牛肉ステーキ用
　　・・・2枚 (1枚約80g)
オリーブ油
　　・・・大さじ2
塩・・・小さじ½
黒こしょう・・・適量
クレソン (あれば)・・・適量

〈作り方〉

1. 大根は4等分に輪切りにし、皮をむき、包丁で細かい格子状の切り込みを入れる [a]。鍋にオリーブ油 (大さじ1) を入れて中火で熱し、薄く煙が出たら大根を入れて焼き、色がついたら裏返して塩 (小さじ¼) をふる。

2. 蓋をして極弱火にし、15分ほど加熱する。

3. 大根を取り出し、オリーブ油 (大さじ1) を入れて中火で熱する。薄く煙が出たら塩 (小さじ¼) をふった牛肉を入れ、両面を30秒ずつ焼いて取り出し、ホイルで包んで5分ほど置く。2の大根を入れて再度温め、ステーキに添え、全体に黒こしょうをふる。お好みでクレソンを飾る。

memo

・牛肉ステーキ用 (モモ肉など) は、
　常温に15分ほどおいてから調理してください。
・ホイルで包むと肉汁が落ち着き、
　切ったときに肉汁が流れ出ません。

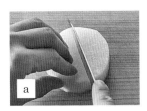

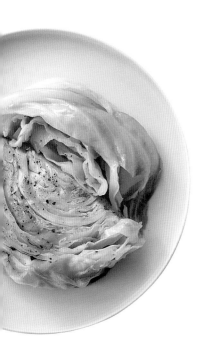

Vegetable Recipe

キャベツの
オリーブオイル蒸し

糖質 4.3g
熱量 84kcal
〈1人分〉

20cm

キャベツの甘みを出す方法は、このやり方が一番。
ストウブがじっくりとうまみを引き出してくれます。

〈材料〉2人分
キャベツ・・・¼個 (250g)
オリーブ油・・・大さじ1
塩・・・小さじ¼
黒こしょう・・・適量

〈作り方〉
1. キャベツは芯を中心に半分に切る。
2. 鍋にオリーブ油を入れ、中火で熱し、キャベツを入れて焼き色がついたら裏返して塩をふり、蓋をする。
3. 蓋の隙間から蒸気が出たら極弱火にし、15分ほど加熱する。再度中火で温め、黒こしょうとエキストラバージンオリーブ油を適量(分量外)かける。

memo
・キャベツは芯を落とさずに焼くとバラバラになりづらい。
・キャベツに含まれる辛み成分などが、加熱することで甘み成分に変化します。

Vegetable & Seafood Recipe

キャベツと
オイルサーディンのアヒージョ

糖質 7.8g
熱量 374kcal
〈1人分〉

16cm

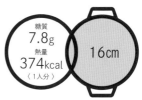

オイルサーディンをしらすや海老に代えても。
パスタにからめても美味しくいただけます。

〈材料〉2人分
キャベツ・・・¼個 (250g)
オイルサーディン
　・・・1缶(90g)
ミニトマト・・・8個(80g)
にんにく・・・1かけ
エキストラバージンオリーブ油
　・・・大さじ3
塩・・・小さじ¼

〈作り方〉
1. キャベツは3㎝角に切る。にんにくはスライスする。
2. 鍋ににんにく、オリーブ油、キャベツ、塩、オイルサーディン、ミニトマトを入れ、蓋をして弱火にかける。
3. 10分ほど加熱し、蓋を開けてひと混ぜし、極弱火にして5分ほど加熱する。

memo
・いわしを油に漬けた栄養抜群のオイルサーディン。油にもうまみと栄養が溶けこんでいます。

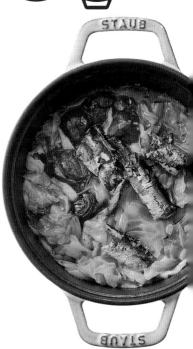

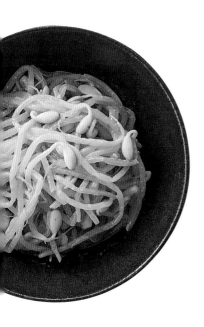

Vegetable Recipe
ごまもやし

糖質 0.5g
熱量 43kcal
〈1人分〉

20cm

作り置きにおすすめの簡単惣菜。
豚や鶏肉を小さく切って和えると食べごたえアップ。

〈材料〉4人分
豆もやし・・・1パック(200g)
A ┃ 白練りごま・・・大さじ1
┃ しょうゆ・・・小さじ2

〈作り方〉
1. もやしは洗って鍋に入れ、蓋をして中火にかける。
2. 5分ほど加熱し、蓋を開けてひと混ぜし、再度蓋をして火を止め、余熱で3分ほど置く。
3. ざるに上げ水気をきり、よく混ぜたAと和える。

memo
・ごまに含まれる強い抗酸化成分のゴマリグナンは生活習慣病の予防にも役立ちます。
・日持ち：冷蔵庫で2〜3日

Vegetable Recipe
豆苗ともやしの
アーリオオーリオ炒め

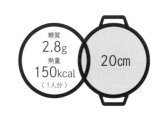

糖質 2.8g
熱量 150kcal
〈1人分〉

20cm

低糖質で栄養価が高いことから注目されている発芽野菜。
豆苗はシンプルに炒めてたっぷり召し上がれ！

〈材料〉2人分
豆苗・・・1パック(130g)
もやし・・・1パック(200g)
にんにく・・・1かけ
赤唐辛子・・・1本
エキストラバージンオリーブ油
・・・大さじ2
塩・・・小さじ¼

〈作り方〉
1. 豆苗は根を切り落とし、½の長さに切る。もやしは洗ってざるに上げ、水気をきる。にんにくはスライスし、赤唐辛子は種を取る。
2. 鍋にオリーブ油、赤唐辛子、にんにくを入れて弱火にかけ、香りが出てきたら、もやし、豆苗を入れてひと混ぜし、蓋をして中火にする。
3. 2分ほど加熱したら蓋を開け、塩で味をととのえる。

memo
・豆苗に含まれている栄養成分は、油と一緒に調理することで効率よく摂取できます。オリーブ油の代わりに胡麻油を使うと中華風に。

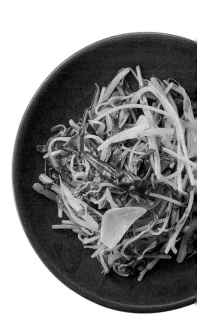

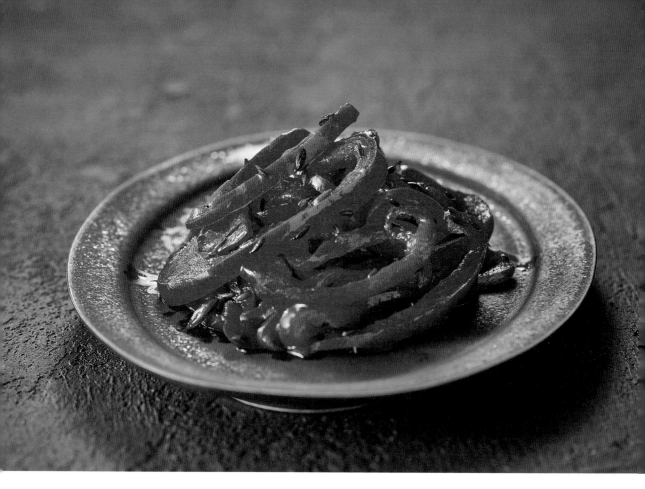

Vegetable Recipe

パプリカのクミン炒め

パプリカは油で炒めることでビタミンの吸収率がアップ。
赤パプリカはビタミンCが豊富です。

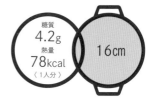

糖質
4.2g
熱量
78kcal
〈1人分〉

16cm

〈材料〉2人分
赤パプリカ・・・1個（150g）
クミンシード・・・小さじ2
オリーブ油・・・大さじ1
塩・・・小さじ¼

〈作り方〉
1. パプリカは千切りにする。
2. 鍋にオリーブ油、クミンシードを入れて弱火で熱し、香りが出たらパプリカ、塩を入れ、ひと混ぜして [a] 蓋をし、中火にかける。
3. 蓋の隙間から蒸気が出たら、蓋を開けて取り出す。

memo
・クミンシードは油で炒めることで、香りが引き出されます。

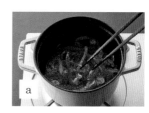

a

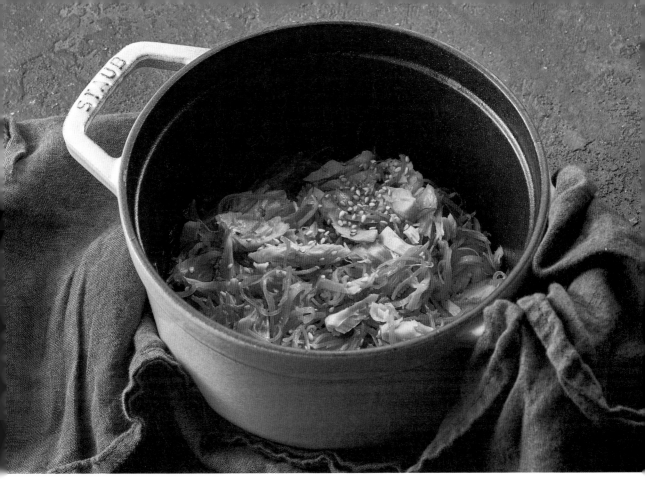

Vegetable & Seafood Recipe

鮭にんじん

甘塩鮭に含まれるうまみと塩分をにんじんにしみこませて。
常備菜としても重宝する一品です。

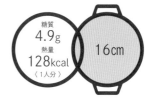

糖質 4.9g
熱量 128kcal
〈1人分〉

16cm

〈材料〉2人分
甘塩鮭・・・1切れ (70g)
にんじん・・・1本 (150g)
焼酎・・・大さじ1
白ごま・・・小さじ2

〈作り方〉
1. にんじんは千切りにする。
2. 鍋ににんじん、鮭を入れ、焼酎をふり [a]、蓋をして中火にかける。
3. 蓋の隙間から蒸気が出たら蓋を開けてひと混ぜし、再度蓋をして極弱火にし、3分ほど加熱する。蓋を開け、鮭の骨と皮をのぞいてほぐしながら混ぜ、白ごまをふる。

memo
・にんじんのβ-カロテンは体内でビタミンAに変換され、皮膚や粘膜の健康維持に役立ちます。
・日持ち：冷蔵庫で2〜3日

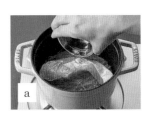

a

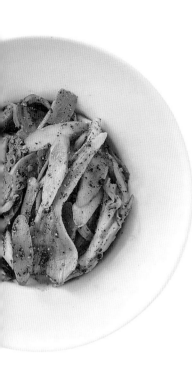

Vegetable Recipe
アスパラと舞茸の
ごま和え

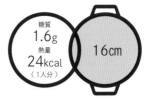

糖質 1.6g
熱量 24kcal
〈1人分〉

16cm

甘みの欲しいごま和えの糖分はラカントに代えて罪悪感なし！
アスパラガスの代わりにいんげんやオクラもおすすめ。

〈材料〉2人分
アスパラガス・・・3本 (60g)
舞茸・・・½パック (60g)
塩・・・適量
A ‖ 黒すりごま・・・大さじ1
  ‖ しょうゆ・・・小さじ2
  ‖ ラカント・・・小さじ1

〈作り方〉
1. アスパラガスは下の硬い部分は3cmほど切り落とし、ななめ薄切りにする。舞茸はほぐす。
2. 鍋に1を入れ、塩少々をふり、蓋をして中火で2分ほど加熱する。ひと混ぜして火を止め、再度蓋をし、余熱で3分ほど置く。
3. Aと和える。

memo
・アスパラガスには疲労回復アミノ酸として
　知られているアスパラギン酸が含まれています。

Vegetable Recipe
ブロッコリーとナッツの
温サラダ

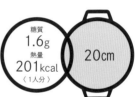

糖質 1.6g
熱量 201kcal
〈1人分〉

20cm

ブロッコリーはビタミンたっぷり！
栄養満点のナッツと合わせて。

〈材料〉2人分
アーモンド・・・15g
ブロッコリー・・・1個 (200g)
エキストラバージンオリーブ油
　・・・大さじ2
塩・・・小さじ¼
パルミジャーノレッジャーノ
　・・・5g

〈作り方〉
1. アーモンドは粗く刻む。ブロッコリーは小房に分けよく洗う。
2. アーモンドを鍋に入れ、中火で香りが出るまで混ぜながら乾煎りする。オリーブ油、ブロッコリー、塩を入れてひと混ぜする。
3. 蓋をして極弱火にし、2分ほど加熱して火を止める。ひと混ぜし、パルミジャーノレッジャーノを削りかけ、再度蓋をして余熱で5分ほど置く。

memo
・低糖質野菜として人気のブロッコリーには
　ビタミンのほか、高い抗酸化成分が含まれています。

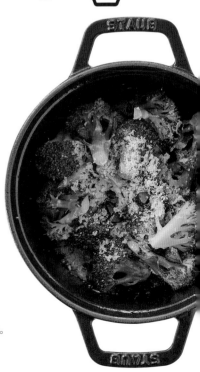

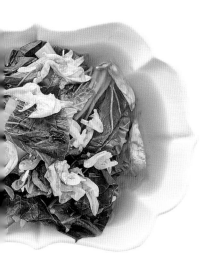

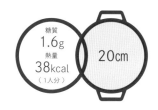

Vegetable Recipe

小松菜の煮びたし

葉物はすぐに火が通るので
急いでいるときの副菜にぴったり。

糖質
1.6g
熱量
38kcal
〈1人分〉

20cm

《材料》2人分

小松菜・・・½束（150g）

菊の花・・・20g

あみ海老（または桜海老）・・・10g

水・・・100ml

かつお節・・・2.5g

しょうゆ・・・大さじ1

《作り方》

1. 小松菜はよく洗い、長さ3cmに切る。
   菊の花はほぐす。

2. 鍋にあみ海老、水、かつお節、しょう
   ゆを入れ、上に小松菜を入れ、蓋をし
   て中火にかける。

3. 蓋の隙間から蒸気が出たら蓋を開け、
   火を止め、菊の花を入れて混ぜる。

memo

・菊の花には生活習慣病予防に効果が
　期待されているポリフェノールの
　「クロロゲン酸」が含まれています。

Vegetable & Seafood Recipe

タコとオクラのさっと炒め

タコとオクラは鮮やかな彩りと食感が引き立つよう、
シンプルな味つけにして短時間で仕上げます。

糖質
5.2g
熱量
194kcal
〈1人分〉

16cm

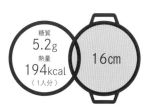

《材料》2人分

タコ（ボイル）・・・200g

オクラ・・・6本

ドライトマト・・・8個

オリーブ油・・・大さじ1

塩・・・小さじ¼

《作り方》

1. タコは2cm幅に切り、オクラはガクを取る。

2. 鍋にオリーブ油、ドライトマト、タコ、オクラ
   を入れ、塩をふり、蓋をして中火にかける。

3. 蓋の隙間から蒸気が出たら、ひと混ぜして
   火を止める。

memo

・ドライトマトはうまみがぎゅっと詰まっていますが、
　なければミニトマトでも代用可能。
　オリーブやケッパーを加えても美味しい。

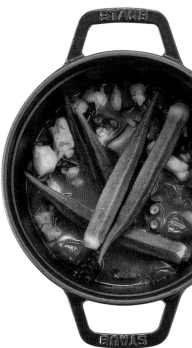

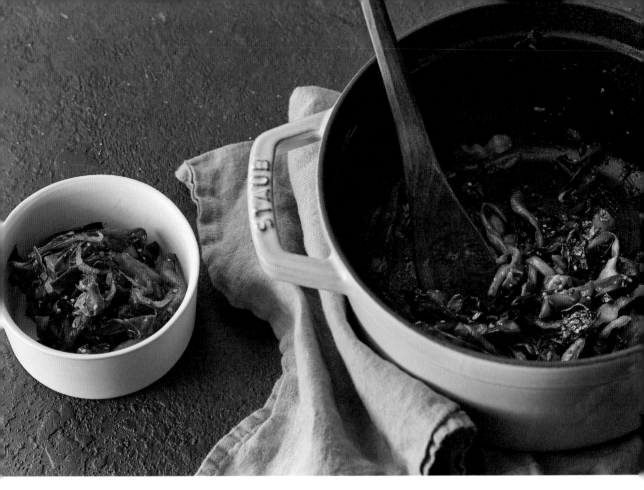

紫キャベツと海老の温マリネ

あみ海老から出る美味しい出汁と
マスタードの酸味を生かした優しい味わいのマリネ。

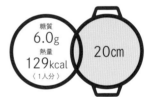

糖質 6.0g
熱量 129kcal
〈1人分〉
20cm

〈材料〉2人分

紫キャベツ・・・¼個 (250g)
あみ海老 (または桜海老)・・・10g
オリーブ油・・・大さじ1
粒マスタード・・・大さじ1
塩・・・小さじ¼

〈作り方〉

1. 紫キャベツは5mm幅に切る。
2. 鍋にオリーブ油、あみ海老、キャベツを入れ、塩をふり [a]、蓋をして中火にかける。
3. 蓋の隙間から蒸気が出たら火を止め、粒マスタードを加えて混ぜる。

memo
・普通のキャベツで作っても美味しくいただけます。
・紫キャベツにはアントシアニン色素が含まれていて、
　抗酸化作用があり、肝機能を助け、眼精疲労回復も期待できます。
　また、水溶性なので、油で炒めることで効率よく摂取できます。

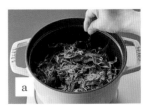

a

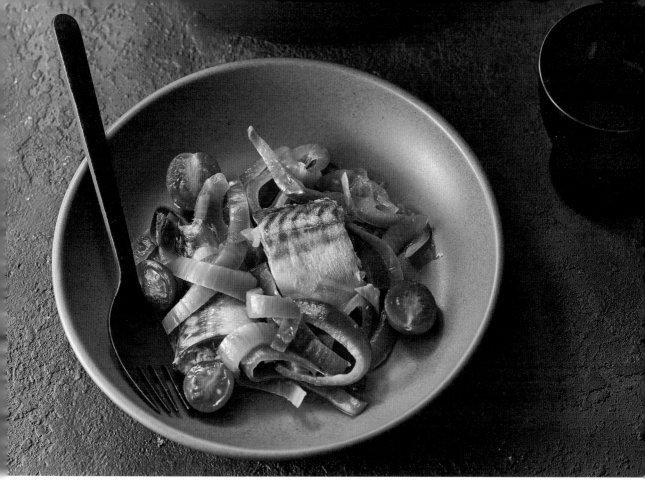

紫玉ねぎとさばのマリネ

うまみと栄養が凝縮されている塩さばを紫玉ねぎと合わせて。
塩は加えず、素材の美味しさを生かして仕上げます。

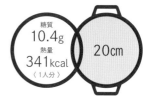

糖質 10.4g
熱量 341kcal
〈1人分〉

20cm

〈材料〉2人分

紫玉ねぎ・・・1個 (200g)
塩さば・・・半身1枚 (150g)
ミニトマト・・・4個 (40g)
酒・・・大さじ2
オリーブ油・・・大さじ1
米酢・・・大さじ2

〈作り方〉

1. 紫玉ねぎは繊維に逆らって1cm幅のスライスにする。さばは4等分に切る。ミニトマトは半分に切る。
2. 鍋にオリーブ油を入れ、中火で熱し、紫玉ねぎを入れて炒める。しんなりしたらさばを入れ、酒をふり、蓋をする。
3. 蓋の隙間から蒸気が出たら、極弱火にし、5分ほど加熱する。バットなどに取り出し、ミニトマトを入れ、米酢をふり、ラップをして [a]、30分ほど置いてなじませる。

memo

・紫玉ねぎは本来の玉ねぎが持っている栄養と紫の色の
抗酸化成分のアントシアニンが一緒に摂れます。
アントシアニンは酸と合わせると鮮やかに発色します。

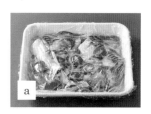

a

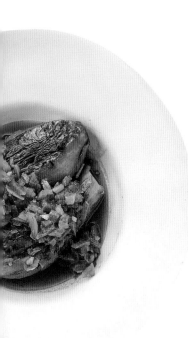

Vegetable Recipe

丸ごとなすと
トマトの煮びたし

なすがじゅわっとやわらかくなります。
冷やして食べても美味しくいただけます。

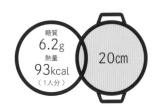

糖質
6.2g
熱量
93kcal
〈1人分〉

20cm

〈 **材料** 〉4人分

なす・・・4本 (280g)
トマト・・・1個 (200g)
玉ねぎ・・・½個 (100g)
にんにく・・・1かけ
オリーブ油・・・大さじ2
塩・・・小さじ½

〈 **作り方** 〉

1. なすはヘタを落とし、3か所ほど皮を縦にむ
   く。トマトは1cm角に切る。玉ねぎ、にんに
   くはみじん切りにする。
2. 鍋にオリーブ油、なすを入れ、中火にかけて
   軽く炒める。焼き色がついたら、トマト、玉
   ねぎ、にんにくを入れ、塩をふり、ひと混ぜ
   し、蓋をする。
3. 蓋の隙間から蒸気が出たら、極弱火にして
   10分ほど加熱する。火を止め、ひと混ぜし、
   蓋をして余熱で10分ほど置く。

memo
・なすの紫色はポリフェノールの一種のアントシアニン。
　油を表面にコーティングするように炒めると色鮮やかに。

Vegetable Recipe

焼きカプレーゼ

トマトは加熱してうまみをアップ。
ヘルシーなパンとも相性バツグンです。

糖質
5.8g
熱量
212kcal
〈1人分〉

16cm

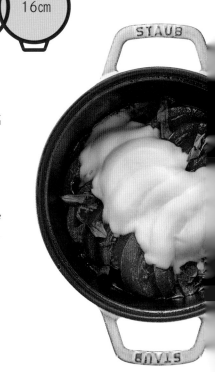

〈 **材料** 〉2人分

トマト・・・1個 (200g)
モッツァレラチーズ
　・・・1個 (100g)
オリーブ油・・・大さじ1
バジル・・・3枚
塩・・・小さじ¼

〈 **作り方** 〉

1. トマトはヘタを取り、横半分に切り、1cm幅
   に切る。モッツァレラチーズも同様に切る。
2. 鍋にオリーブ油を入れて中火で熱し、トマト
   の断面を下にして入れ、塩をふり、蓋をする。
3. 蓋の隙間から蒸気が出たら火を止め、モッ
   ツァレラチーズをのせる。再度蓋をして余熱
   で2分ほど置く。バジルの葉をちぎって飾る。

memo
・トマトに含まれるリコピンは油と一緒に調理すると
　吸収力が高まります。
・塩分が気になるチーズの中でも、
　モッツァレラチーズは比較的塩分が低めです。

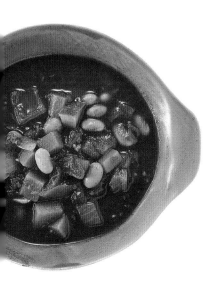

Vegetable Recipe
ミネストローネ

忙しい朝にぴったり! たっぷり野菜で、
たんぱく質、適度な糖質が摂れます。

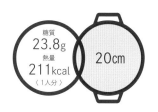

糖質
23.8g
熱量
211kcal
〈1人分〉

20cm

〈材料〉4人分

玉ねぎ・・・2個 (400g)
にんじん・・・½本 (75g)
かぼちゃ・・・⅛個 (250g)
しょうが・・・1かけ (10g)
トマト水煮缶・・・1缶 (400g)
蒸し大豆・・・1パック (120g)
オリーブ油・・・大さじ1
塩・・・小さじ½
水・・・200㎖

〈作り方〉

1. 玉ねぎ、にんじん、かぼちゃは1㎝角に切る。しょうがはみじん切りにする。
2. 鍋にオリーブ油と玉ねぎ、にんじん、しょうがを入れ、中火でよく炒める。しんなりしたらかぼちゃ、大豆、トマト水煮缶、塩を入れ、ひと混ぜし、蓋をする。
3. 蓋の隙間から蒸気が出たら極弱火で20分ほど加熱する。水を加え、再度中火で沸騰するまで温める。

memo
・炭水化物なしでも食べごたえのあるかぼちゃで
　満足感が得られます。
・体を冷やすといわれているトマトは
　しょうがと合わせて。

Vegetable Recipe
かぼちゃと大豆のマリネ

かぼちゃは弱火でじっくり蒸して甘みを引き出します。
大豆と一緒にマリネして栄養効果も倍増!

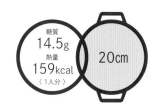

糖質
14.5g
熱量
159kcal
〈1人分〉

20cm

〈材料〉4人分

玉ねぎ・・・½個 (100g)
かぼちゃ・・・⅛個 (250g)
蒸し大豆・・・1パック (120g)
オリーブ油・・・大さじ1
塩・・・小さじ½
米酢・・・大さじ2

〈作り方〉

1. 玉ねぎ、かぼちゃは1㎝角に切る。
2. 鍋にオリーブ油、玉ねぎ、かぼちゃを入れ、塩をふってひと混ぜし、蓋をして弱火にかける。
3. 10分ほど加熱し、ひと混ぜし、再度蓋をして極弱火で5分ほど加熱する。火を止め、余熱で10分ほど置き、大豆、米酢を入れて混ぜる。

memo
・煮物で食べる機会の多いかぼちゃや大豆ですが、
　糖質や塩分が増えがちになるので、
　煮物以外のレシピも覚えておくと役に立ちます。

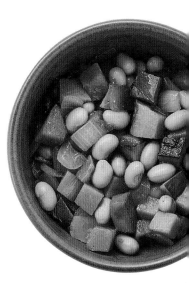

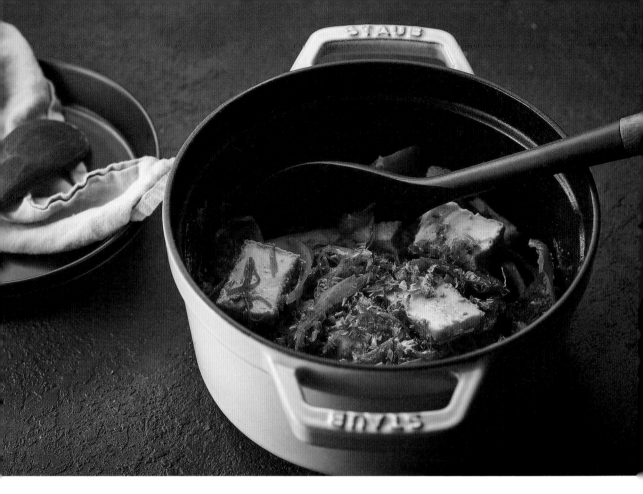

Soy Recipe

厚揚げチャンプルー

糖質の低い食材を重ねてさっとストウブ炒め。
栄養がギュッと詰まった厚揚げをメインに。

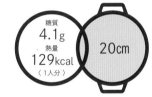

糖質
4.1g
熱量
129kcal
〈1人分〉

20cm

〈材料〉4人分

厚揚げ・・・1枚（150g）
ピーマン・・・2個（80g）
にんじん・・・½本（75g）
玉ねぎ・・・½個（100g）
卵・・・1個
油・・・大さじ1
しょうゆ・・・大さじ1
かつお節・・・2.5g

〈作り方〉

1. 厚揚げは食べやすい大きさに切る。ピーマンは半割にして種を取り、さらに半分に切る。にんじんは長さ3cmの千切りにし、玉ねぎは繊維に沿って薄切りにする。

2. 鍋に油、玉ねぎ、にんじん、ピーマン、厚揚げを入れ [a]、蓋をして中火にかける。

3. 蓋の隙間から蒸気が出たら蓋を開け、しょうゆを入れ、卵を割り入れ、卵に火が通るまで混ぜる。かつお節をかける。

memo
・夏場はゴーヤを足すのもおすすめです。

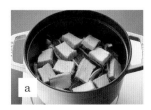

a

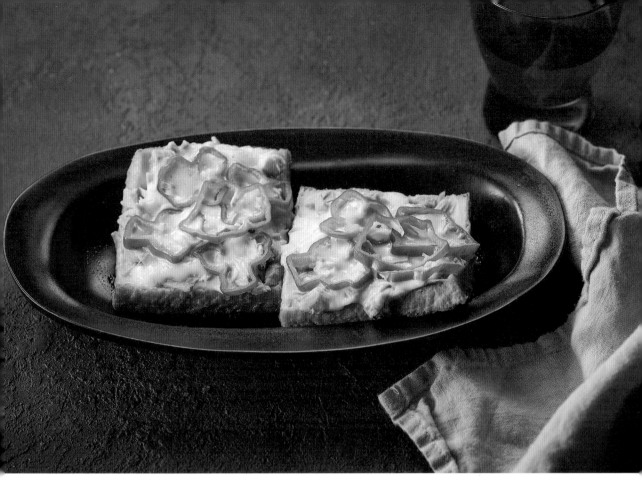

Soy Recipe

厚揚げピザ

厚揚げをピザ風にした、植物性たんぱく質と
魚や乳製品が一気に摂れるパワーメニュー。

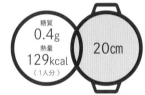

糖質
0.4g
熱量
129kcal
〈1人分〉

20cm

〈材料〉4人分

厚揚げ・・・1枚（150g）
ピーマン・・・½個（20g）
ツナ缶・・・1缶（正味60g）
ピザチーズ・・・30g

〈作り方〉

1. 厚揚げは横半分に切る。ピーマンは種をのぞき、輪切りにする。ツナ缶は汁気をきり、ほぐす。
2. 鍋にホイルを敷き、厚揚げを置き、ツナ、チーズ、ピーマンをのせる [a]。
3. 蓋をして中火で5分ほど加熱し、極弱火にし、チーズが溶けるまで加熱する。

memo

・厚揚げは豆腐に比べ低糖質で、ビタミンE、イソフラボン、葉酸を含み女性におすすめの食材。
　カロリーが気になる方は、熱湯をかけるなど下準備をすると余分な油分を減らせます。

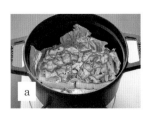

a

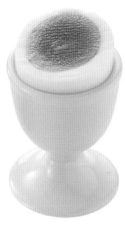

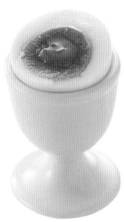

Egg Recipe
ゆで卵

卵を少量の水で蒸してゆで卵に。
良質なたんぱく質を含んだ低糖質食材の代表格！

糖質 0.15g
熱量 76kcal
〈1個分〉

16cm

〈材料〉4個分
卵・・・4個

〈作り方〉
1. 鍋に卵を入れ、1cmほど水（分量外）を張り、蓋をして中火にかける。
2. 蓋の隙間から蒸気が出たら極弱火にし、5分加熱、5分放置する（写真上）。半熟の場合は3分加熱、3分放置する（写真下）。

memo
・完全に固ゆでにしたい場合は、7分加熱、7分放置する。

Egg Recipe
とろとろオムレツ

卵とツナの組み合わせはダイエットの鉄板。
スプーンですくってどうぞ。

糖質 3.1g
熱量 384kcal
〈1人分〉

16cm

〈材料〉2人分
卵・・・4個
牛乳・・・100ml
ピザチーズ・・・30g
ツナ缶・・・1缶（正味60g）
バター・・・15g
黒こしょう・・・少々

〈作り方〉
1. 卵はほぐし、牛乳、チーズ、汁気をきったツナ、黒こしょうを入れて混ぜる。
2. 鍋にバターを入れ、中火で熱し、溶けたら側面にもバターをなじませる。薄く煙が出たら1を入れ、菜箸でかき混ぜ、半熟状になったら蓋をして3分ほど加熱する。

memo
・マグロにはBCAAと呼ばれるアミノ酸が含まれており、筋肉維持に働きます。

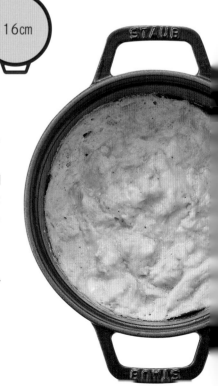

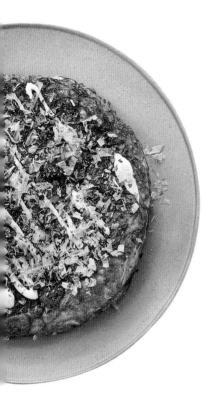

Egg Recipe

卵のお好み焼き風

小麦粉を使わないお好み焼き。
キャベツがたっぷりで食べごたえも◎。

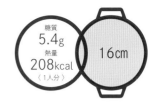

糖質
5.4g
熱量
208kcal
〈1人分〉

16cm

〈材料〉2人分

キャベツ・・・ ⅛個（125g）
卵・・・2個
あみ海老・・・5g
かつお節・・・2.5g
おからパウダー・・・5g
油・・・大さじ1
A｜ソース・・・ 大さじ1
　｜マヨネーズ・・・小さじ2
　｜かつお節・・・少々
　｜青のり・・・少々

〈作り方〉

1. キャベツは千切りにする。ボウルに卵、あみ海老、かつお節、おからパウダーを入れ、よく混ぜる。
2. 鍋に油を入れて中火で熱し、薄く煙が出たら1を平らにならして入れ、蓋をし、中火で3分ほど、極弱火にして10分ほど加熱する。
3. ひっくり返して皿にのせ、Aをそれぞれかける。

memo
・仕上げのソース、マヨネーズはダイエット中は控えめに。

Egg Recipe

キャベツの巣ごもり卵

さっとできるので朝食にぴったり！
朝からたんぱく質もばっちり摂れます。

糖質
2.9g
熱量
249kcal
〈1人分〉

16cm

〈材料〉2人分

キャベツ・・・ ⅛個（125g）
卵・・・2個
ベーコン・・・50g
ミニトマト・・・2個（20g）
オリーブ油・・・ 大さじ1
塩・・・小さじ¼

〈作り方〉

1. キャベツは千切りにする。ベーコンは1cm幅に切り、ミニトマトは半分に切る。
2. 鍋にオリーブ油を入れ、キャベツ、ベーコン、塩を入れ、ひと混ぜし、上に卵を割り入れる。ミニトマトをのせ、蓋をして中火にかける。
3. 蓋の隙間から蒸気が出たら極弱火にし、3分ほど加熱する。

memo
・キャベツにはビタミンU（ビタミン様物質。通称キャベジン）が含まれています。
水溶性なので、水を使わない料理がおすすめです。

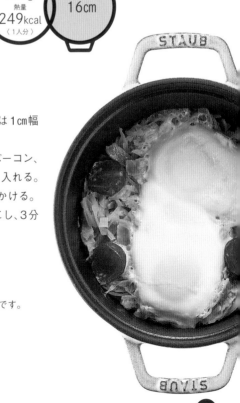

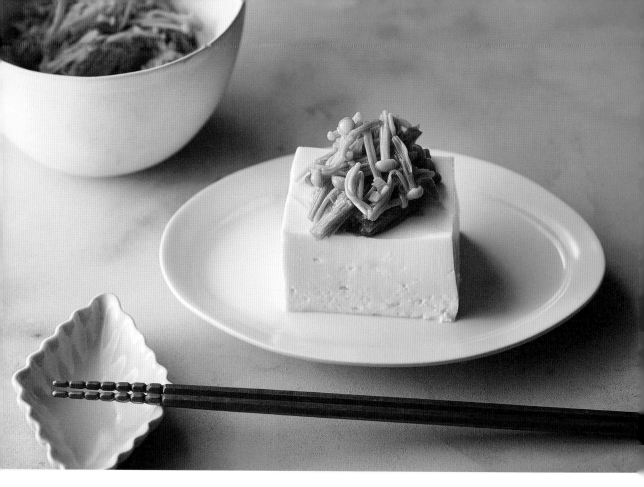

Mushroom Recipe

えのきにんにくだれ

にんにくを入れるとえのきのビタミンB1効果がアップ！
ビタミンB1は糖質をエネルギーに変えるために必要な栄養素です。

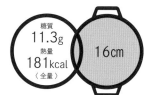

糖質 **11.3g**
熱量 **181kcal**〈全量〉

16cm

〈材料〉作りやすい量

えのき・・・1パック（200g）
にんにく・・・1かけ
ごま油・・・大さじ1
A │ しょうゆ・・・大さじ1
　 │ ラカント・・・小さじ1

〈作り方〉

1. えのきは石づきを取って3等分の長さに切り、ほぐす。にんにくはみじん切りにする。
2. 鍋にごま油、にんにく、えのき、Aを入れ、ひと混ぜし [a]、蓋をして中火にかける。
3. 蓋の隙間から蒸気が出たら火を止め、ひと混ぜする。

memo

・豆腐や肉、野菜にかけるソースとしても。
・えのきにはβ-グルカンという食物繊維の一種が含まれていて、
　小さく切ったほうが栄養成分を効率よく摂取できます。
　また、ストレス緩和成分として注目されている
　GABAが含まれています。

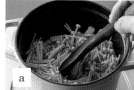

a

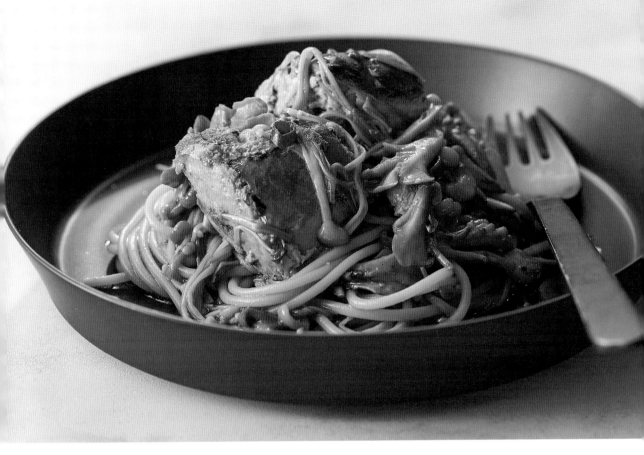

Mushroom Recipe

舞茸とえのきのパスタ さば入り

炭水化物を摂るときは食物繊維を含む食材と合わせて！
きのこをたっぷり入れて、パスタの量を減らしても満足な一品に。

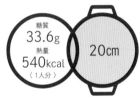

糖質 33.6g
熱量 540kcal
〈1人分〉

20cm

〈材料〉2人分

- 舞茸・・・½パック (60g)
- えのき・・・1パック (200g)
- さば水煮缶・・・1缶 (200g・正味110g)
- オリーブ油・・・大さじ3
- 赤唐辛子・・・1本
- しょうゆ・・・大さじ1
- スパゲッティー・・・80g

〈作り方〉

1. 舞茸、えのきは石づきを取ってほぐす。赤唐辛子は種を取ってはさみで輪切りにする。

2. 鍋にオリーブ油、赤唐辛子、舞茸、えのきを入れ、蓋をして中火にかける。蓋の隙間から蒸気が出たら蓋を開け、さば缶を汁ごと入れる。

3. しょうゆを加え [a]、ひと煮立たせ、ゆであがったスパゲッティーを入れて混ぜる。

memo

- ・舞茸はサルノコシカケ科のきのこ。食物繊維が多く、食後の血糖値の急上昇を抑えてくれる効果が期待できます。
- ・白髪ねぎをトッピングで添えても。

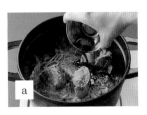

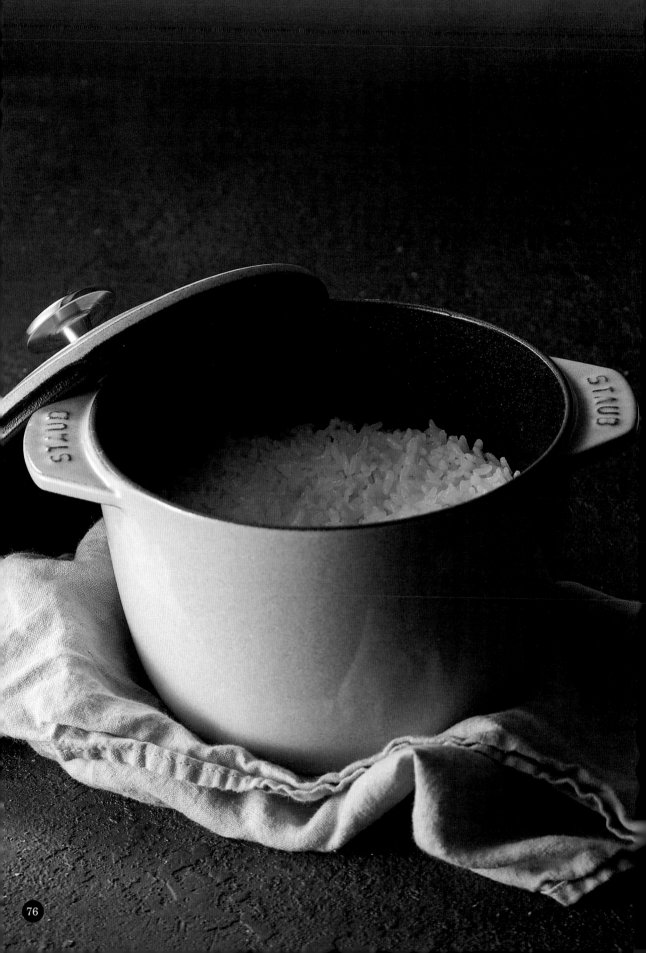

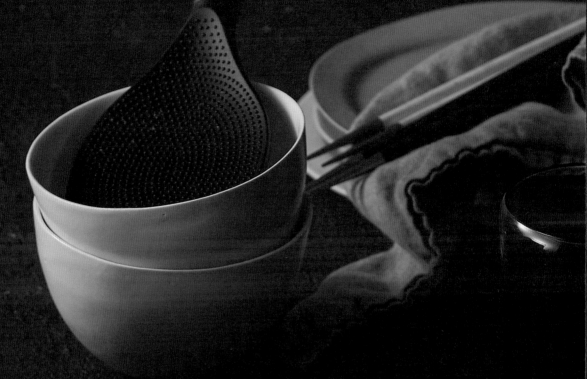

Part 3
主食

糖質オフというと「ごはん抜き」という
イメージもあるかもしれませんが、
本書ではバランスのよい食事を目指しているので、
朝・昼は茶わん 1/2 杯、夜は控えることを推奨しています。
ストウブで美味しく炊ける白米・玄米・タイ米・雑穀米、
炊き込みごはんのレシピをご紹介します。

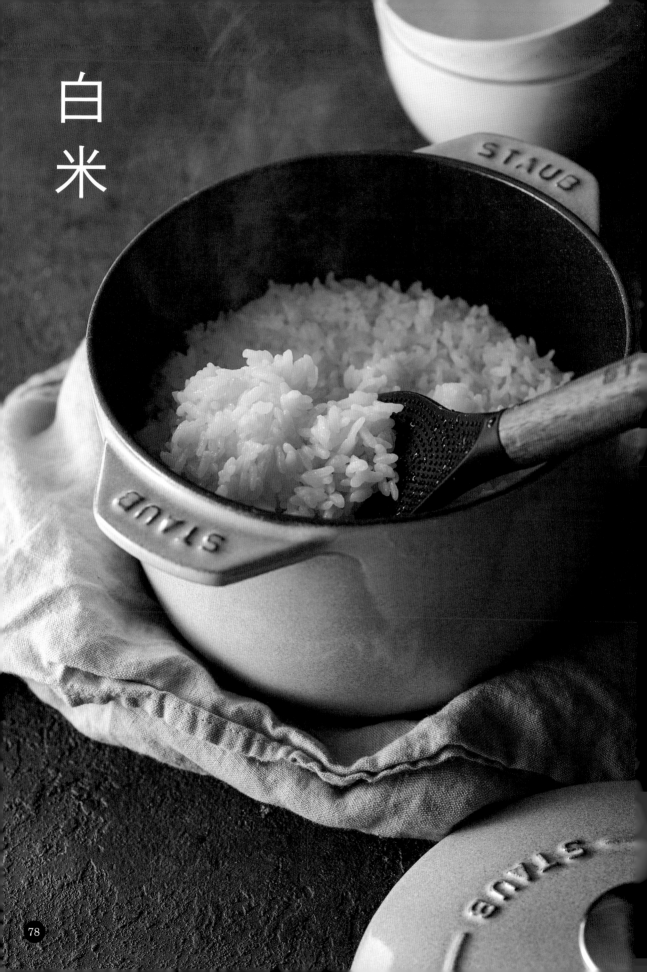

白米

白米の炊き方

夜は控えたいごはんも、朝、昼食ならOK。
ストウブで炊くと早く、美味しく炊けます。
ビタミン、ミネラルの摂れる雑穀と一緒に炊くのがおすすめ。
まずは、白米の炊き方をマスターしましょう。

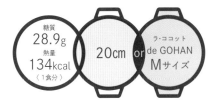

糖質
28.9g
熱量
134kcal
〈1食分〉

20cm or ラ・ココット de GOHAN Mサイズ

〈材料〉2合分

米・・・2合
水・・・360㎖

〈作り方〉

1. 米はといで適当な量の水で浸水させておく。15〜20分ほど置き、ざるに上げて5分ほど置く[a]。
2. 鍋に1、水を入れ、蓋を開けたまま中火にかける。
3. 大きな泡で全体が沸騰してきたら[b]、しゃもじでひと混ぜし[c]、全体が再度しっかり沸騰したら、蓋をして極弱火で10分加熱する。
4. 火を止め10分蒸らし、しゃもじでさっくりと混ぜる。

memo

・1食分は茶わん½杯（80g）を目安にしています。

〈ラ・ココット de GOHANで炊く場合〉

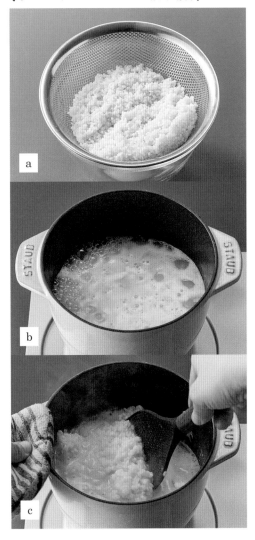

a

b

c

〈20cmラウンドで炊く場合〉

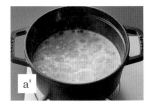

a'

3で一部に大きな泡が出てきたら[a']、底から全体を混ぜてください（20cmラウンドのほうが口径が広く、水分が飛びやすいため、全体が沸騰するまで待つと水が少なくなってしまう）。全体の温度を均一にすることで、ムラなく炊きあがります。

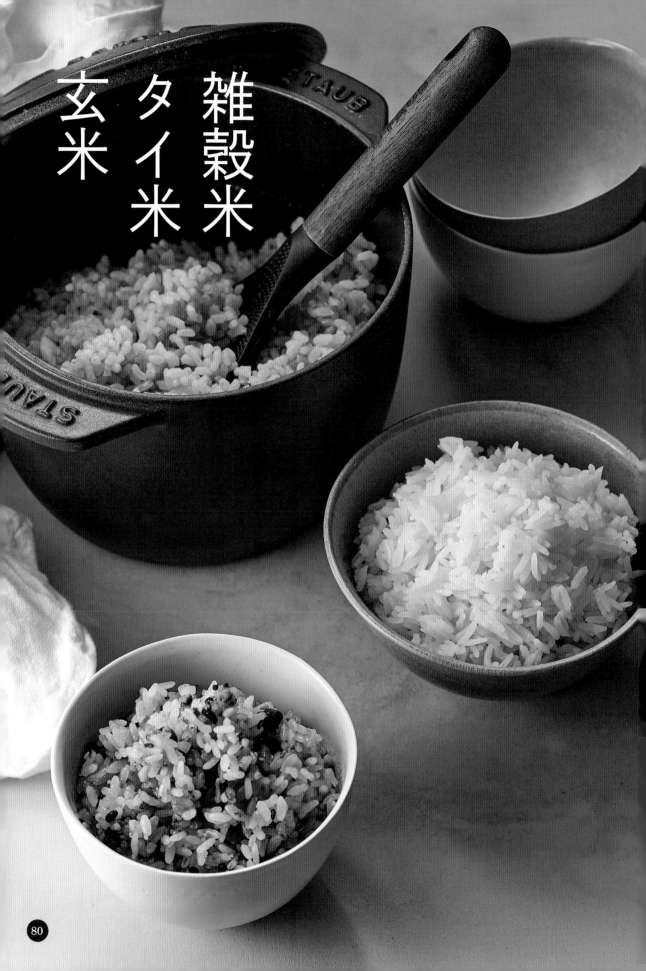

雑穀米
タイ米
玄米

・1食分は茶わん½杯（80g）を目安にしています。

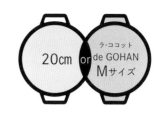

20cm or ラ・ココット de GOHAN Mサイズ

玄米の炊き方

玄米は白米に比べて食物繊維が
多く含まれています。噛みごたえもあるので
少なめの量でも満足感が得られます。

糖質
27.3g
熱量
132kcal
〈1食分〉

〈材料〉2合分
玄米・・・2合
水・・・500㎖
塩・・・ふたつまみ

〈作り方〉
1. 玄米はといで、適当な量の水（分量外）にひと晩つける（発芽玄米の場合は浸水なしでOK）。ざるに上げて5分置く。
2. 鍋に米と水を入れ、蓋を開けたまま中火にかける。沸騰したら蓋を開けたまま3分沸騰させ[a]、塩を加えてしゃもじでひと混ぜする[b]。
3. 蓋をして極弱火で30分加熱し、15分蒸らして一度混ぜ[c]、さらに15分蒸らす。

memo
・20cmラウンドで炊く場合は、蒸らし時間を長めにとってください。

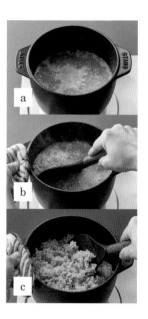

a
b
c

タイ米の炊き方

糖質
28.6g
熱量
134kcal
〈1食分〉

粘りが少なく
咀しゃく感を持つタイ米。
でんぷんのアミロースを
多く含んでいます。

〈作り方〉
1. 白米の炊き方と同様。

memo
・浸水なしで炊けるので急いでいるときに便利。
・炊くときに油大さじ1を入れるとパラッと炊けます。
・米に含まれるでんぷんは、アミロペクチンとアミロースの2種類があり、白米にはアミロペクチンが多く含まれています。アミロースはレジスタントスターチ（消化されにくいでんぷん）の性格を持ち、血糖値の急上昇を抑える効果が期待されています。

雑穀米の炊き方

糖質
31.4g
熱量
148kcal
〈1食分〉

ビタミンやミネラルが
簡単に摂れます！
数種類ミックスされたものが
おすすめ。

〈作り方〉
1. 白米の炊き方に雑穀ミックス30g、水を30㎖足す。

memo
・白米に足すほか、玄米を炊くときに混ぜるともちもち感アップ！

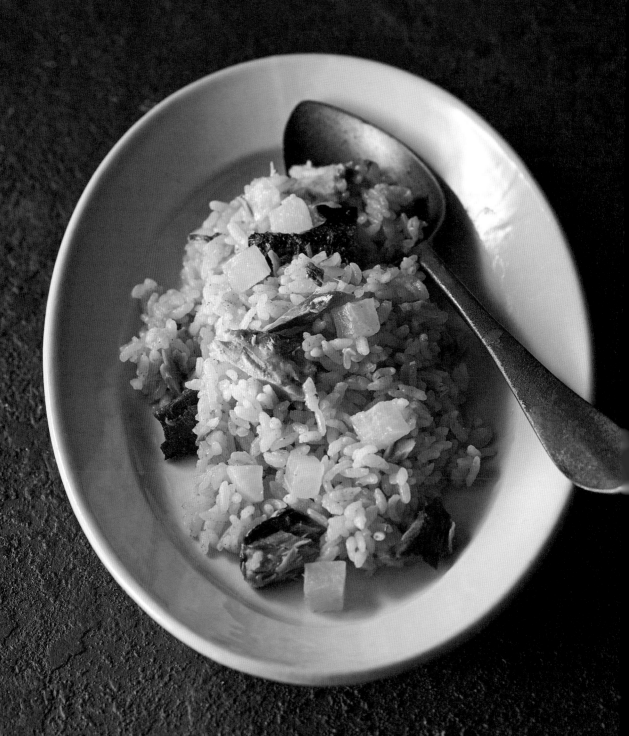

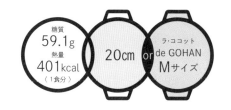

Rice Recipe

さば缶大根カレーピラフ

大根を入れてボリュームアップ。
食べやすいおにぎりにして、お昼ごはんにしても◎。

糖質
59.1g
熱量
401kcal
〈1食分〉

20cm or ラ・ココット
de GOHAN
Mサイズ

〈材料〉2合分

米・・・2合

水・・・360㎖

大根・・・⅛本（125g）

さば水煮缶・・・1缶（200g・正味110g）

カレー粉・・・小さじ2

オリーブ油・・・大さじ1

塩・・・小さじ½

〈作り方〉

1. 米はといで適当な量の水（分量外）で浸水させておく。
   15～20分ほど置き、ざるに上げて5分ほど置く。大
   根は1㎝角に切る。さば缶は汁をきっておく。

2. 鍋にオリーブ油を入れて中火で熱し、米、カレー粉を
   入れて軽く炒める[a]。米が熱くなったら水、塩を加
   える。大きな泡が出て沸騰してきたら[b]ひと混ぜし、
   全体がしっかり沸騰したら大根を上にのせ[c]、蓋を
   して極弱火で15分加熱する。

3. 火を止めて10分蒸らし、さばの身を入れ、しゃもじ
   でさっくり混ぜる。

memo

・体によいことはわかっていても青魚の料理は面倒という方には、
　魚の缶詰がおすすめ。においもカレー味でカバー。
　骨も一緒に食べられるので、カルシウムも摂れます。

・1食分は茶わん1杯（160g）を目安にしています。

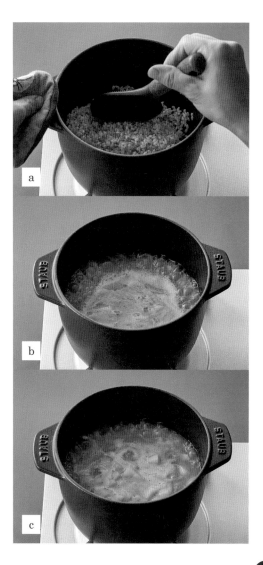

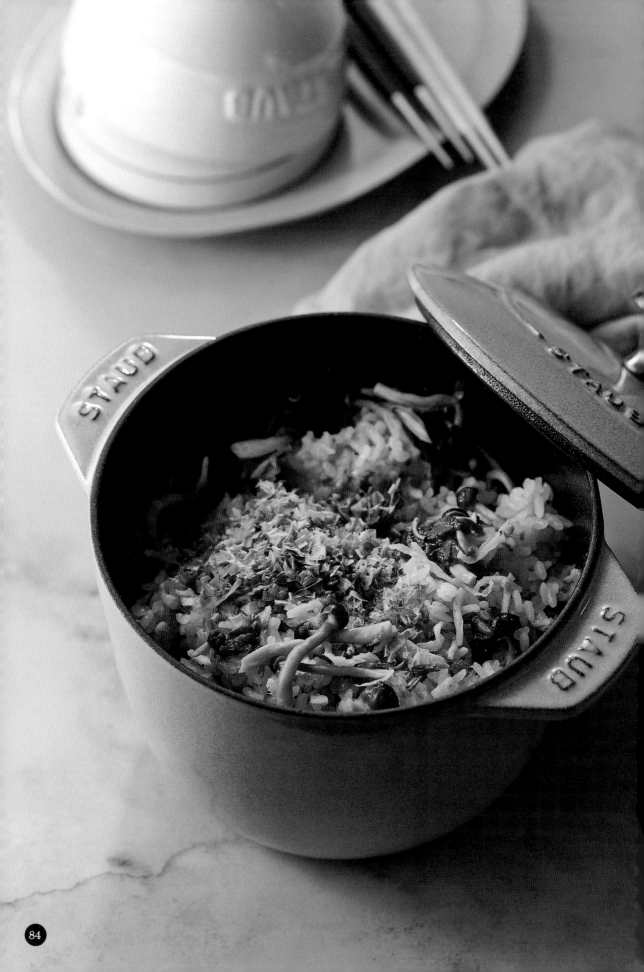

きのこと切り干しの梅炊き込みごはん

食物繊維が多い食材を主食にプラスすると
毎日の食事の中で無理なく糖質量を抑えることができます。

糖質
60.4g
熱量
289kcal
〈1食分〉

20cm or

ラ・ココット
de GOHAN
Mサイズ

〈材料〉2合分

米・・・2合
水・・・360㎖
しめじ・・・1パック (130g)
切り干し大根・・・15g
梅干し・・・2個
かつお節・・・2.5g

〈作り方〉

1. 米はといで適当な量の水(分量外)で浸水させておく。15〜20分ほど置き、ざるに上げて5分ほど置く。しめじは石づきを取り、ほぐす。切り干し大根は水(分量外)に10分ほどつけ、水気をしぼり、1㎝の長さに切る。梅干しは種をのぞき、小さくちぎる。

2. 鍋に1の米、水を入れ、蓋を開けたまま中火にかける。大きな泡が出て沸騰してきたら [a] しゃもじでひと混ぜし [b]、全体がしっかり沸騰したら、上に切り干し大根、しめじ、梅干しをのせ [c]、蓋をして極弱火で15分加熱する。

3. 火を止めて10分蒸らし、かつお節を入れ、しゃもじでさっくりと混ぜる。

memo

・切り干し大根はカルシウム、ビタミン、鉄分、食物繊維が豊富。戻したものをそのままマリネやサラダに入れても。
・1食分は茶わん1杯(160g)を目安にしています。

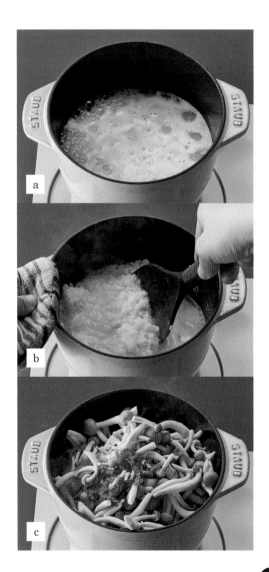

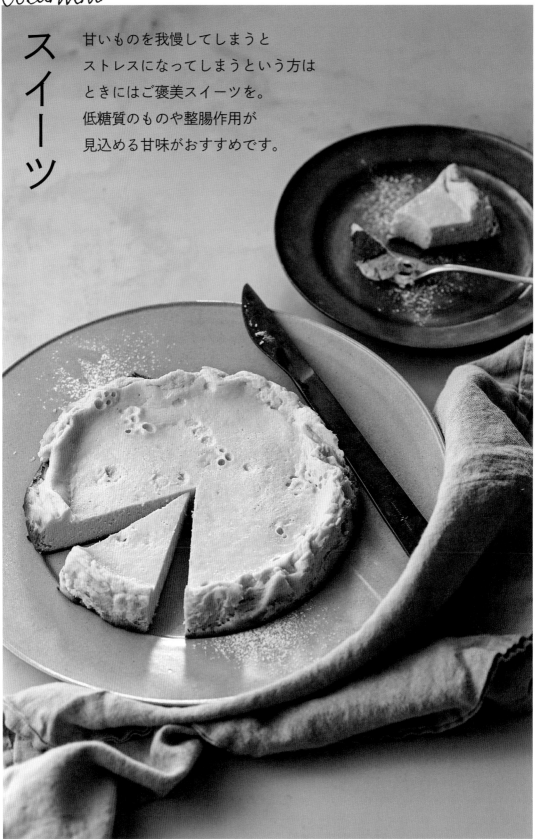

Column

スイーツ

甘いものを我慢してしまうと
ストレスになってしまうという方は
ときにはご褒美スイーツを。
低糖質のものや整腸作用が
見込める甘味がおすすめです。

Sweets Recipe

ロカボチーズケーキ

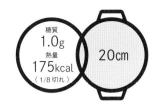

糖質
1.0g
熱量
175kcal
〈1/8切れ〉

20cm

ストウブごと直火で焼く小麦粉を一切使用していない
低糖質でしっかり美味しいチーズケーキのレシピ。
脂肪分が高いので、小さくカットして少しずつ楽しんでください。

〈材料〉作りやすい分量
クリームチーズ・・・200g
バター（無塩）・・・50g
ラカント・・・40g
卵・・・2個
アーモンドパウダー・・・30g

〈作り方〉

1. クリームチーズ、バターをボウルに入れ、ふんわりと
   ラップをしてレンジで30秒（600W。足りないようなら10
   秒ずつ足して様子をみる）温め、やわらかく戻す。オーブ
   ンシートを濡らしてしっかり水気をしぼり、鍋に合わ
   せて敷いておく[a]。

2. 1のボウルにラカントを入れ、泡立て器で混ぜ、卵をひ
   とつずつ入れ、都度よく混ぜる。アーモンドパウダー
   を入れ、よく混ぜる。

3. 1の鍋に2を流し入れ[b]、蓋をし、弱火で10分ほど
   加熱する。極弱火にし、20分ほど加熱する。蓋を開け、
   [c]のようにふっくらとしてきたら火を止め（まだの場
   合、加熱時間を延長し様子をみる）、余熱でそのまま置き、
   粗熱がとれたら冷蔵庫でひと晩冷やす。

memo
・冷凍もできます。小分けにしてラップしたあと、
　冷凍保存袋に入れてください。
・粉糖はお好みでふっても。

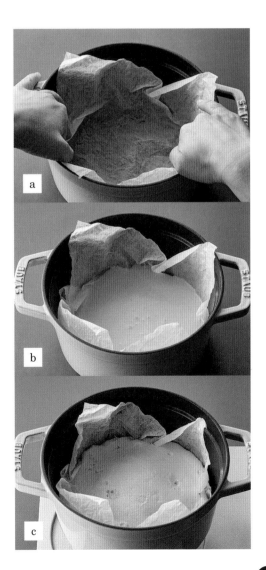

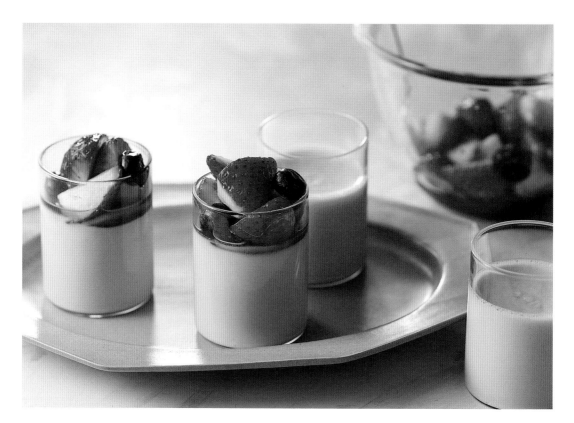

豆乳プリン

ストウブで蒸しあげたプリンは短時間でなめらか！
比較的糖質が低めのいちごとブルーベリーを添えて。

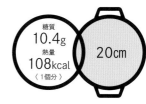

糖質
10.4g
熱量
108kcal
〈 1個分 〉

20cm

〈 材料 〉4個分

（φ5cm,150㎖容量の耐熱容器）

豆乳（成分無調整）・・・300㎖

卵・・・2個

ラカント・・・40g

いちご・・・8個

ブルーベリー・・・16個

はちみつ・・・大さじ1

〈 作り方 〉

1. 鍋に豆乳を入れ、湯気が出るくらいまで中火で温める。いちごは4等分に切り、ブルーベリーとはちみつと和えて冷蔵庫で冷やす。

2. ボウルに卵、ラカントを入れ、軽く混ぜて1の豆乳を入れ、よく混ぜる。一度こして耐熱容器に4等分に入れる。

3. 鍋に水200㎖（分量外）を入れ、キッチンペーパーを敷く。蓋をして中火で熱する。

4. 蓋の隙間から蒸気が出たら2を並べ入れ [a]、蓋をして1分ほど加熱する。火を止め、そのまま5分ほど置く。卵液の表面が固まったら、軍手などを使って取り出し [b]、網の上にのせ、粗熱がとれたら冷蔵庫で冷やす。1のフルーツをのせる。

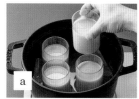

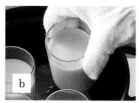

memo

・卵液が冷めると固まりづらくなるので、
器に入れるまでを手早く。豆乳は温めすぎると分離するので、
沸騰直前で火を止めます。

・[b] で固まってないようなら蓋をし、
中火で2分ほど追加加熱する。

・豆乳の代わりに牛乳を使っても。

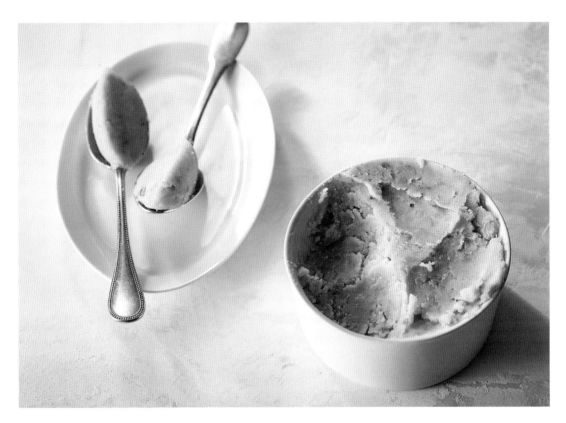

Sweets Recipe

さつまいもあん

さつまいもを弱火でじっくり蒸して、ラカントで甘みを足します。
冷ますとさつまいものでんぷんに嬉しい効果が！

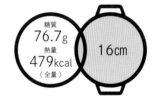

糖質
76.7g
熱量
479kcal
〈全量〉

16cm

〈材料〉作りやすい分量

さつまいも・・・250g
ラカント・・・大さじ2
牛乳・・・50㎖
オリーブ油・・・大さじ1

〈作り方〉

1. さつまいもは皮をむき、小さく切り、さっと洗う。オリーブ油を入れた鍋にさつまいもとラカントを入れ [a]、ひと混ぜし、蓋をする。

2. 弱火にかけ、時々混ぜながらやわらかくなるまでつぶし、10〜20分ほど加熱して火からおろす。

3. 牛乳で硬さを調整し [b]、お好みでラカントを入れ（分量外）、甘さを調整し、冷やす。

memo
・牛乳の量はさつまいもの水分量によって加減してください。
・プリンにのせたり、そのままスプーンにのせても。
・さつまいもにはレジスタントスターチ
　（消化されにくいでんぷん）が含まれています。
　血糖値の上昇をゆるやかにし、
　また腸内環境サポート成分として注目されています。

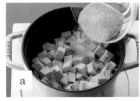

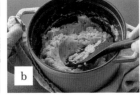

おすすめの献立

季節ごとに変化する環境や体調。食事の時間に合わせて、食材や献立を考えましょう。

写真は盛り付け例です。詳細は各レシピページをご覧ください。1日の合計糖質量は約130gを目安に、
朝、昼、夕の3食に主食を入れた場合の献立例です。主食の量、回数に関してはご自身の判断にて調整してください。
食事中の飲み物は温かいノンカフェインのお茶や白湯がおすすめです。

春・夏編 冬の食生活の影響が体に表れてくる春。気温差が激しく寒い日も多く、季節の変わり目や
環境の変化により、体調が不安定になりやすい時期でもあります。夏は代謝が落ちて太り
やすい時期。冷房、冷たい食べ物、飲み物など、体を冷やす生活習慣に注意したい季節です。

〈 積極的に摂りたい食材 〉
みょうが、きくらげ、鶏ささみ、枝豆、トマト、アスパラ、あさり

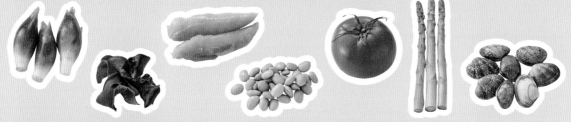

・食欲が落ちる夏は、疲労回復、減塩料理に役立つみょうがなどの香味野菜を上手に使って。
・発汗による失われやすいミネラル分は、きのこや貝類で補給。
・特にダイエットを意識している時は、低脂質で良質なたんぱく食材のささみを。
・暑い日は、瓜科の野菜(クールベジタブル)で体を内側から冷やしましょう。

Breakfast

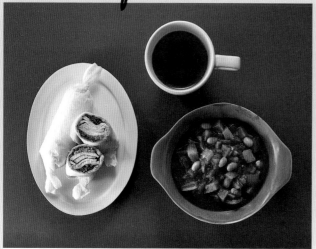

朝の献立例

ラップサンド (P36)
ミネストローネ (P69)

『ラップサンド』の具は作り置きできるもの
ばかり。余熱調理が得意なストウブを利用
して前の晩に作って、次の朝食べるのがベ
スト。夕飯作りのときに一緒に作れば楽ち
ん。朝食で意外に摂れない栄養素が「たん
ぱく質」。朝こそたんぱく質を意識して献立
を！ 主食の『ラップサンド』『ミネストロー
ネ』で動物性、植物性のたんぱく質がしっか
り摂れます。気温が上がる季節こそ、温朝
食で1日のスタートを。

Lunch

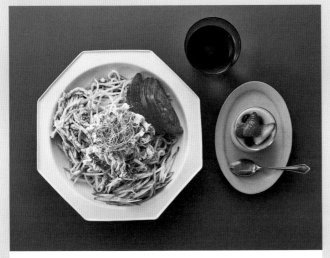

昼の献立例

パワー冷やし中華 (P14)
豆乳プリン (P88)

昼はさっと作れるもので。切って生で食べられるきゅうりやトマト、スプラウトがあると便利。ささみ蒸しは保存袋に入れてほぐしておくとすぐに食べられて重宝します。『パワー冷やし中華』は具材たっぷり！ よく噛むことで満腹感を得やすくなります。お腹が満たされたら、勇気を出して食事はそこでストップ！ デザートの『豆乳プリン』はおやつタイムに。

Dinner

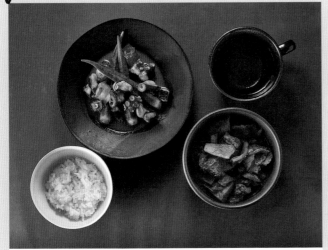

夜の献立例

豚肉のトマト煮込み (P30)
タコとオクラのさっと炒め (P65)
白米 (P78)

『豚肉のトマト煮込み』は朝作っておいて、余熱調理。夜帰って来たら温めるだけ。『タコとオクラのさっと炒め』は鍋に入れて火をつけるだけなので、忙しいときにもすぐにできます。材料をアレンジできるので、冷蔵庫の中のもので作ってみてください。ごはんは1人前ずつラップしておいて、レンジ解凍すればすぐに食べられます。主菜、副菜にボリュームがあるので、ごはんなしでも満足できる献立です。食事時間が遅くなる方は主食の調整を！

食欲の秋は、気温や日照時間の低下なども食事に影響するといわれています。本来、冬は一番痩せやすい季節。秋以降は、糖質量、食事量が増えやすい時期なので、意識して食事をすることが大切です。代謝や血行促進に役立つビタミン＆ミネラルは積極的に摂るようにしましょう。

〈 積極的に摂りたい食材 〉

鮭、しょうが、かぼちゃ、ブロッコリー、牡蠣、きのこ、ナッツ類

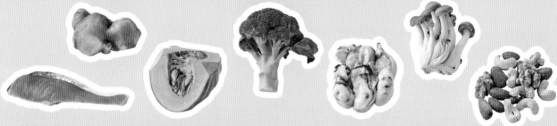

・健康と美肌に役立つ良質の脂質は鮭や青魚から。
・抗酸化ビタミン、食物繊維が含まれている緑黄色野菜、きのこは積極的に。
・食欲をコントロールするためには、秋の味覚を我慢するのではなく、脂質とたんぱく質を意識した調理法を選んで。
・低糖質でビタミン＆ミネラルが含まれるナッツ類は、小腹が空いたときに。

Breakfast

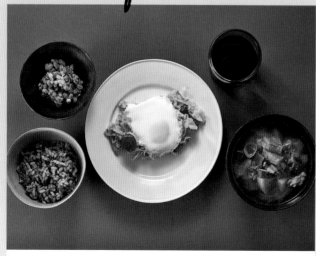

朝の献立例

豚汁（P31）
キャベツの巣ごもり卵（P73）
納豆（市販のもの）
雑穀米（P80）

『豚汁』は前の晩に作っておいて、余熱調理。『キャベツの巣ごもり卵』はすぐにできるので朝におすすめ。たんぱく質が足りないときには納豆をプラスして。ごはんは雑穀米にするとミネラルも摂れます。基礎代謝を上げるには朝食が重要！ 寒さが辛くなる朝は、たんぱく質を意識しながら温かい汁物を摂りましょう。

Lunch

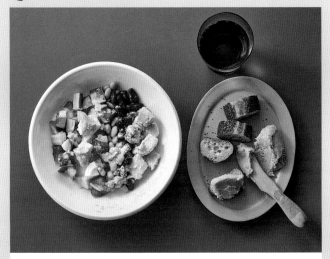

昼の献立例

コブサラダ (P53)
さつまいもあん (P89)
ハード系のパン (市販のもの)

ダイエット中、甘いものが食べたいとき、誘惑に負けそうなときは、昼の時間帯を選んで。噛みごたえのあるハードパンで満足感アップ。『コブサラダ』は、たんぱく質がしっかり摂れ、いろいろな野菜が食べられる栄養満点メニュー。夜ごはんが遅くなりそうな方は、『さつまいもあん』のかわりに、オリーブオイルを添えて。『さつまいもあん』は、おやつタイムにヨーグルトなどと一緒に召し上がるのもおすすめです。

Dinner

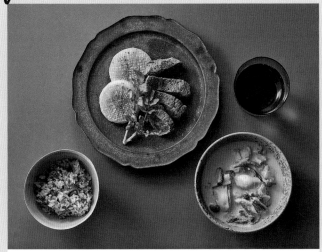

夜の献立例

牡蠣チャウダー (P50)
大根と牛肉のステーキ (P59)
雑穀米 (P80)

大根を蒸している間に『牡蠣チャウダー』を作って。牡蠣の代わりにお魚や他の貝類を使ってもよいでしょう。魚介類は時短料理に向いています。ダイエット中の冷えは禁物。代謝低下や痩せにくさにつながります。体をあたため、熱を保持してくれる栄養素を含んだ牛の赤身肉は、冷え性さんにおすすめ。食事時間が遅くなる方は、主食の調整を!

Q & A

「糖質オフ」を続けていくにあたって、よく聞かれる質問をまとめました。
ぜひ参考にしながら、ふだんの生活に取り入れてみてください。

Q.

「糖質オフダイエット」は、

糖質だけ減らせばいいの？

A. 大切なのは栄養バランスです

特定の食品を抜いたり、極端に食事量を減らすのではなく、栄養バランスがとれた食事をすることを考えてください。ダイエットは「食べない」のではなく、何を食べるかが大切です。糖質を減らすことを最優先している方は多いですが、摂取カロリーを抑えながら、栄養バランスを考えてください。炭水化物を全く食べないなど（糖質を減らし過ぎ）、偏り過ぎてもよくありません。特にたんぱく質、ビタミン、ミネラルはしっかり摂りましょう。

Q.

おやつはいつ、

どのくらい食べていいの？

A. 食べても太りにくいものを、太りにくい時間帯に

おやつは、栄養素が補給できる食事のひとつとして考えてください。200kcalまでを目安に、たんぱく質や食物繊維が多く血糖値に影響を与えにくいものがおすすめです。召し上がる時間帯は、活動量が多く太りにくいといわれている15時前後がおすすめです。また、昼食と夕食の間が空く方は、間食をとって夕食の食べ過ぎを防ぐのもひとつの手です。夕食後のおやつは脂肪として蓄積されやすいので、基本的に控えるようにしましょう。ただし、ダイエット中のおやつは、回数と量を控えるのが大切です。

Q.

外食はどうしたらいい？

A. 外食はふだん摂りにくい栄養が摂れるチャンス！

食材数が多いメニューを選びましょう。栄養バランスの目安は、「緑（野菜、海藻）」「赤（肉、魚、卵）」「黄色（穀類）」の組み合わせ（P5参照）。魚に含まれる脂質は体に役立つ栄養が摂れますが、肉についている脂質はできるだけ控えるのがベター。また、揚げ物は油の吸収率が低い素揚げがおすすめです。ただし、黄色の食品は食べ過ぎないように。腹八分目が大切です。ファミリーレストランのメニューは、カロリー、塩分などが記載されているところも増えているので参考に。定食やセットメニューのW炭水化物のメニューには注意（うどん＋ごはん、ラーメン＋チャーハンなど）してください。
お酒はビールよりハイボール、無糖レモンサワー、芋焼酎の水割りやお湯割り、ワインなど糖質のなるべく低いものを選び、お酒と同じくらいの量の水を飲むようにしています。毎日飲まないよう、休肝日も作って。お酒を飲んで怖いのは、酔っていろいろと食べてしまうこと。おつまみを食べるなら、なるべく糖質の低いものを。

Q.

家族と一緒の食事なので、

ダイエットは難しくない？

A. まずは主食を工夫、量の調節をしてみては？

コントロールしやすい主食を少し工夫するだけでも違います。たとえば、ご飯なら茶わんのサイズを小さくしたり、食物繊維や噛みごたえがある雑穀米をミックスしてみては（P80参照）？　朝、昼、晩のうち、家族一緒の食事のときは食事を楽しみ、一人の食事のときにダイエットを意識した食事をしましょう。塩分が高い食事には注意が必要。市販の調味料は塩分や糖分が高いものがあります。ドレッシングを手作りするなど調味料を変えるだけでも、ダイエットに役立ちます。

Q.

運動はしたほうがいいの？

A. 停滞期に運動をプラスするのは効果的です

内臓脂肪が気になる方、ダイエット後の体重を維持する、リバウンド防止のためにも毎日無理なく続けられる運動を取り入れましょう。通勤の際に階段を使ったり、ひとつ手前のバス停で降りる、また家事など日常生活もエネルギー消費に役立ちます。

Q.

食事制限、運動のほかに

したほうがいいことはある？

A. 体重やサイズのチェックを！

毎日決まった時間に体重（余裕がある方はウエストなどのサイズも）を計ってください。また、食事ダイアリーをつけることで、お酒を飲んだ次の日は体重が増える、間食を減らしたら体重に変化があったなど、太る理由、痩せるポイントがわかってきます。

Q.

停滞期の乗り切り方を

教えてください

A. 食事ダイアリーをつけてみて

体重が落ちた後にやってくる停滞期は、次に体重が落ちるための準備期間と考えましょう。糖質だけに注目していると、食事量や間食が増え、結果的にカロリーが増えていることがあります。また、塩分の摂り過ぎにも気をつけましょう。食事ダイアリーをつけると気づくことも多いので、ぜひ試してください。また、ダイエット以外のことにも目を向けて、気分転換をしてみましょう。

Q.

ダイエットのモチベーションを

維持するために

したことはある？

A. まずは目標達成できそうな数字をイメージして

短期間で大幅な減量を目指すよりも、小さな達成感の積み重ねが成功につながります。無理な目標設定をしていませんか？ 体重があまり減っていなくても、「痩せた？」と言われたり、サイズダウンしていることもあります。また、「これは食べてはダメ、我慢！」と否定的なことが多いとストレスになるので、小さな目標を達成したとき、自分にご褒美を与えましょう。ダイエットは仲間と励まし合いながら行うとモチベーションを保てますが、体質は人それぞれ。焦らず、続けることが大切です。

大橋由香（おおはしゆか）

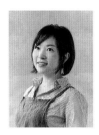

料理研究家。神奈川県厚木市のカフェ「はるひごはん」店主。企業とのレシピ開発、雑誌やWEBでのレシピ紹介、フードコーディネート、飲食店のコンサルティング、イベント講師等、幅広く活躍。糖質オフアドバイザーとして料理教室も開催。著書に誠文堂新光社『ストウブで無水調理』シリーズ、家の光協会『ストウブはじめまして』『はるひごはんのストウブ「ハレの日」レシピ』など。

メールマガジン

はるひごはん　神奈川県厚木市幸町 1-14

ストウブで糖質オフ

2020年2月22日　第1刷

著者・・・大橋由香
栄養アドバイス・・・藤原たか子
デザイン・・・塙 美奈（ME&MIRACO）
写真・・・鈴木信吾
スタイリング・・・つがねゆきこ
調理アシスタント・・・山田陽菜、ふかのほのか
校正・・・聚珍社

道具協力・・・ストウブ（ツヴィリング J.A. ヘンケルス ジャパン）　電話：0120-75-7155　www.staub-online.com

協力・・・UTUWA　電話：03-6447-0070
器協力・・・石川隆児　https://www.instagram.com/iskwryuji

発行人　　井上 肇
編集　　　熊谷由香理
発行所　　株式会社パルコ　エンタテインメント事業部
　　　　　〒150-0042　東京都渋谷区宇田川町 15-1
　　　　　電話：03-3477-5755
印刷・製本　株式会社 加藤文明社